Practical Atlas of
Oral Diagnosis in the Pediatric Patient

# 实用儿童口腔疾病诊断图谱

原　著　[美]胡安·F.耶佩斯（Juan F. Yepes）
主　译　邢向辉
副主译　赵姝亚　宋玉梦
译　者　张新宇　周丽莎　江　源　潘　婷

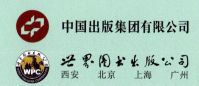

中国出版集团有限公司

世界图书出版公司
西安　北京　上海　广州

图书在版编目（CIP）数据

实用儿童口腔疾病诊断图谱 /（美）胡安·F. 耶佩斯
(Juan F. Yepes) 著；邢向辉主译 . -- 西安：世界图
书出版西安有限公司 , 2025. 2. -- ISBN 978-7-5232
-1873-0

Ⅰ . R788-64

中国国家版本馆 CIP 数据核字第 2025GS4705 号

This book is a translation from the original published under ISBN 978-3-330-08871-9.
Copyright @ Juan F. Yepes

| | |
|---|---|
| 书　　名 | 实用儿童口腔疾病诊断图谱<br>SHIYONG ERTONG KOUQIANG JIBING ZHENDUAN TUPU |
| 原　　著 | [美] 胡安·F. 耶佩斯（Juan F. Yepes） |
| 主　　译 | 邢向辉 |
| 责任编辑 | 马元怡　　杨菲 |
| 装帧设计 | 新纪元文化传播 |
| 出版发行 | 世界图书出版西安有限公司 |
| 地　　址 | 西安市雁塔区曲江新区汇新路 355 号 |
| 邮　　编 | 710061 |
| 电　　话 | 029-87214941　　029-87233647（市场营销部）<br>029-87234767（总编室） |
| 网　　址 | http://www.wpcxa.com |
| 邮　　箱 | xast@wpcxa.com |
| 经　　销 | 新华书店 |
| 印　　刷 | 陕西金和印务有限公司 |
| 开　　本 | 787mm×1092mm　　1/16 |
| 印　　张 | 12.25 |
| 字　　数 | 330 千字 |
| 版次印次 | 2025 年 2 月第 1 版　2025 年 2 月第 1 次印刷 |
| 版权登记 | 25-2025-034 |
| 国际书号 | ISBN 978-7-5232-1873-0 |
| 定　　价 | 168.00 元 |

医学投稿　xastyx@163.com　‖　029-87279745　029-87285296
☆如有印装错误，请寄回本公司更换☆

## 作者简介 | INTRODUCTION

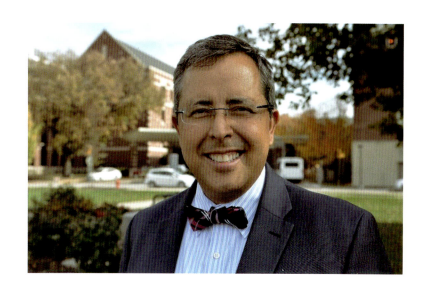

  Juan F. Yepes　口腔科医生，医学博士，公共卫生博士，理学硕士。印第安纳大学牙科学院儿童口腔科副教授，印第安纳州印第安纳波利斯市赖利儿童医院主治医师，哥伦比亚波哥大哈维里亚纳大学的牙医、内科医生。1999年，Juan F. Yepes移居美国，就读于艾奥瓦大学和宾夕法尼亚大学，并分别于2002年和2004年完成了放射学和口腔医学的实习。2006年，Juan F. Yepes在肯塔基大学公共卫生学院获得了公共卫生硕士学位（MPH），2011年获得了公共卫生博士学位，两个学位的研究方向都是流行病学。2008年，Juan F. Yepes在得克萨斯大学贝勒牙科学院完成了牙科公共卫生的住院医师项目，并于2012年在肯塔基大学完成了住院医师培训，获得了儿童牙科硕士学位。

  Juan F. Yepes获得了美国儿童口腔医学、口腔医学和口腔公共卫生委员会的认证。他是美国儿童牙科学口腔学会、美国口腔医学学会、美国口腔颌面放射学学会、美国公共卫生牙科协会、印第安纳牙科协会和美国牙科协会的活跃成员，并担任爱丁堡皇家外科学院的口腔外科研究员。

谨将本书献给我的妻子、两个女儿和我的父母,感谢他们一直以来的支持和理解,以及对我深深的、永恒的爱!

# 译者序 | TRANSLATOR'S PREFACE

儿童口腔医学是一门针对特殊年龄人群（儿童、青少年）口腔健康问题的综合性学科，要求医师要具备全面的口腔知识储备，包括牙体牙髓病、口腔黏膜疾病、口腔放射影像学等口腔专科的知识，同时也要具有临床医学的相关知识。

耶佩斯博士是美国印第安纳大学牙科学院儿童口腔科的副教授，同时具有口腔放射学、口腔病理学、儿童口腔医学等专业的学位及专科医师资格，连续多次在美国儿童牙科年会进行儿童口腔临床疑难疾病诊断和鉴别诊断的专题演讲，其丰富的知识储备和精彩的临床思辨策略得到了参会者的高度赞誉。我2015年至2016年在印第安纳大学牙科学院儿童口腔科交流访问期间，多次聆听耶佩斯博士的临床授课，深受启发，也同其建立了深厚的友谊。耶佩斯博士2017年至2019年也多次访问中国并进行了精彩的儿童口腔专题演讲，这种以临床典型疾病为基础的启发式演讲风格也使聆听者受益匪浅。

我在2019年获悉耶佩斯博士的新书 *Practical Atlas of Oral Diagnosis in the Pediatric Patient* 已经出版，就尝试联系作者，希望能够在中国翻译出版，让更多的儿童口腔从业者受益。耶佩斯博士知悉后第一时间就同意我们团队的想法，亲自协调翻译版权事宜。

本书是一本较好的儿童口腔医学参考书籍。在这本图谱中，读者将看到百余幅彩色插图。书中涵盖了在儿童口腔患者中出现的各种口腔疾病病理学表现，并提供了对疾病的简要描述，包括病因、诊断依据和治疗方案。我相信这本图谱书的出版将会为口腔临床医师、口腔医学生提供有益的参考，从而提升他们为儿童口腔患者的服务水平。

我们南京大学儿童口腔团队负责本书的翻译、校对工作，由于时间较为有限，翻译过程中不可避免会有不妥之处，敬请大家批评指正，我们将在再版时进行完善。

希望读者都能从本书中有所获益！

邢向辉
2024年10月于南京

# 原 序 | PREFACE

　　工作期间高效的时间管理对于优化诊断、治疗计划和（或）转诊至关重要。对于儿童患者的口腔病理学和口腔放射学而言，全面的参考资料对治疗儿童患者的医生、护士和其他健康护理人员具有明显的益处。Juan F. Yepes 博士的 *Practical Atlas of Oral Diagnosis in the Pediatric Patient* 是一本较好的参考书。

　　在这本图谱中，读者将看到百余幅彩色插图，书中的病例涵盖了在儿科患者中出现的各种口内及周围组织的病理学表现。该图谱对疾病的病因、诊断依据和治疗方案都做了简要描述。这些信息将有助于医生诊断和制定治疗方案。这本图谱是由牙科健康护理专业人员编写的，是对牙科著作的极好的补充。该书作者接受过卓越、专业的培训。我相信这本图谱将会受到牙科和儿科卫生保健专业人员的欢迎。

James E. Jones　DMD，MSD，EdD，PhD

美国印第安纳州印第安纳波利斯印第安纳大学牙科学院
儿童口腔科教授
Paul E. 斯塔基研究教授

# 目录 CONTENTS

## 软组织疾病

**新生儿病变** ··················································································· 2
    发育性囊肿 ················································································ 2
        腭部囊肿（爱泼斯坦珠和 Bohn 结节） ······································ 2
        新生儿先天性牙龈瘤 ······················································ 3
    乳牙早萌 ··················································································· 5
        诞生牙和新生牙 ····························································· 5
        先天性良性毛状息肉 ······················································· 7
        异物 ················································································ 7
        口腔疱疹 ········································································· 9
        舌表皮样囊肿 ································································ 10
        婴儿黑色素性神经外胚层瘤 ············································· 10

**病毒感染：RNA 病毒** ··································································· 14
    疱疹性咽峡炎 ·············································································· 14
    手足口病 ···················································································· 15

**病毒感染：DNA 病毒** ··································································· 16
    原发性疱疹性龈口炎 ····································································· 16
    鳞状上皮乳头状瘤 ······································································· 17
    局灶性上皮增生（赫克病） ··························································· 19

**真菌感染** ······················································································ 21
    口角炎 ······················································································ 21
    念珠菌病 ··················································································· 22

**细菌感染** ······················································································ 23
    眼眶蜂窝织炎/脓肿 ····································································· 23
    颌面部牙源性感染 ······································································· 25

**软组织良性肿瘤** ·········································································· 27

 巨细胞纤维瘤 ·········································································· 27

 化脓性肉芽肿 ·········································································· 29

 纤维瘤 ····················································································· 31

 局灶性纤维增生（刺激性纤维瘤） ······································· 32

 黏液囊肿 ················································································· 33

 萌出囊肿 ················································································· 35

**恶性肿瘤** ························································································ 37

 非霍奇金淋巴瘤（间变性大细胞淋巴瘤） ···························· 37

**色素沉着病变** ················································································ 40

 口腔黑斑 ················································································· 40

 生理性色素沉着 ······································································ 42

 与高胆红素血症相关的牙齿绿色色素沉着：绿牙症 ··········· 44

**其他软组织损伤** ············································································ 46

 口腔不良习惯——吮吸拇指 ·················································· 46

 青少年局限性海绵状龈炎 ······················································ 47

 Lesch-Nyhan 综合征 ······························································· 49

 寻常型天疱疮 ·········································································· 51

 白塞病 ····················································································· 52

 口面部肉芽肿病 ······································································ 54

 复发性阿弗他口炎 ·································································· 55

 阿拉日耶综合征 ······································································ 57

 Chediak-Higashi 综合征 ························································· 59

 神经纤维瘤病1型 ··································································· 61

 血管瘤 ····················································································· 63

 特发性牙龈纤维瘤病 ······························································ 65

 多形性红斑 ············································································· 67

 牙龈退缩 ················································································· 69

 口腔过敏反应 ·········································································· 70

 口腔摩擦性角化病 ·································································· 72

 坏死性牙周炎 ·········································································· 73

# 影像学表现

## 影响骨骼结构的疾病 ···················································· 76
### 骨纤维结构不良 ···················································· 76
### 单纯性骨囊肿（特发性骨腔） ········································ 79
### 牙骨质-骨结构不良 ················································· 82
### 低碱性磷酸酶血症 ·················································· 84

## 颌骨的炎症性疾病 ···················································· 85
### 骨髓炎 ··························································· 85
### 硬化性骨髓炎 ····················································· 88
### 疏松性骨炎（根尖周病变、根尖周炎性病变、慢性根尖周炎）·············· 92

## 牙源性囊肿：非炎症性 ················································· 94
### 含牙囊肿 ························································· 94
### 牙源性角化囊肿 ··················································· 96

## 牙源性囊肿：炎症性 ·················································· 105
### 颊分叉囊肿 ······················································ 105
### 根尖周囊肿 ······················································ 108

## 良性肿瘤 ·························································· 110
### 间叶性牙源性肿瘤 ················································ 110
#### 成牙骨质细胞瘤 ················································ 110
### 上皮和间质的混合性牙源性肿瘤及赘生物 ····························· 112
#### 成釉细胞纤维瘤 ················································ 112
#### 成釉细胞纤维牙瘤 ·············································· 115
#### 组合性牙瘤 ···················································· 116
#### 混合性牙瘤 ···················································· 118
### 间充质肿瘤和赘生物 ·············································· 122
#### 致密骨岛（特发性骨硬化症）····································· 122
### 牙源性上皮瘤 ···················································· 125
#### 单囊型成釉细胞瘤 ·············································· 125
#### 成釉细胞瘤 ···················································· 126

## 恶性肿瘤 129

　　朗格汉斯细胞组织细胞增生症 129

　　横纹肌肉瘤 132

　　尤因肉瘤 136

　　间叶性软骨肉瘤 138

　　淋巴母细胞淋巴瘤 140

## 牙齿异常 144

　　多生牙 144

　　牙本质发育不良 147

　　成骨不全 149

　　继发于化疗的牙齿发育不全 151

　　区域性牙本质发育不全 152

　　牙齿数目过多 155

　　遗传性牙釉质发育不全 156

　　牙本质发育不全 159

　　牙内陷 161

　　扩张牙 163

## 颞下颌关节 165

　　特发性髁突吸收 165

## 上颌窦相关疾病 168

　　潴留囊肿 168

## 脉管病变 170

　　先天性静脉畸形 170

## 综合征 174

　　颅骨锁骨发育不全综合征 174

　　痣样基底细胞癌综合征 176

　　唐氏综合征患者伴发的牙周组织疾病 179

　　上颌中切牙独牙症 180

## 参考文献 182

# 软组织疾病

# 新生儿病变

## 发育性囊肿

**腭部囊肿（爱泼斯坦珠和 Bohn 结节）**

新生儿的腭部经常会出现一些小的发育性囊肿（图 1）。有两种理论可以解释这种囊肿的产生方式：第一，在胚胎时期，腭突在中线处交会并融合，形成次生腭，小的上皮岛可能沿着腭中缝包裹在表面以下而形成囊肿。第二，这些囊肿可能来自小唾液腺发育过程中产生的上皮剩余。爱泼斯坦珠由沿融合线包裹的上皮细胞产生，发生在腭中缝。Bohn 结节散布在硬腭上，通常分布于软硬腭交界处附近，被认为是来自于小唾液腺。新生儿腭部囊肿是非常常见的（65%~85% 的新生儿）。腭部囊肿为白色或黄白色的小丘疹，多出现在软硬腭交界处中线附近（图 2）。此类囊肿可自愈，无须治疗[1-2]。

一名 1 个半月龄的男婴被父母带到儿童口腔科检查硬腭上的黄白色病变（图 1）。

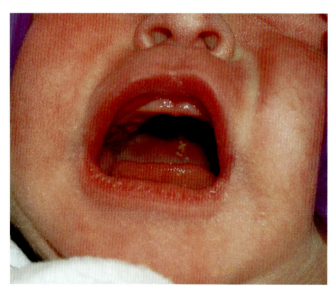

图 1　爱泼斯坦珠

一名 1 月龄的女婴被父母带到儿童口腔科检查硬腭中部的白色病变（图 2）。

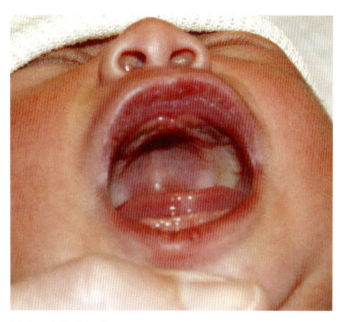

图 2　爱波斯坦珠

## 新生儿先天性牙龈瘤

新生儿先天性牙龈瘤（congenital epulis，CE）是一种罕见的良性肿瘤，起源于新生儿的牙槽嵴，常分布于上颌尖牙区。通常情况下，家长们对先天性牙龈瘤十分担忧，往往会立即就医。纽曼在 1871 年首次提出先天性牙龈瘤的概念。"Epulis"在希腊语中是牙龈的意思，该病变女性比男性更常见（比例为 10∶1）。新生儿先天性牙龈瘤通常为有蒂的肿块，表面光滑，质地坚硬，分布在尖牙区。先天性牙龈瘤通常单发，与任何系统性疾病都无明确的相关性。一般无家族史。鉴别诊断主要取决于肿物的大小和生长速度，通常与脑膨出、皮样囊肿、血管性肿瘤或婴儿神经外胚层肿瘤相鉴别。先天性牙龈瘤可以通过产前超声检查进行诊断。从组织学角度看，先天性牙龈瘤包括未分化的上皮细胞和间充质细胞、成纤维细胞、组织细胞、神经相关细胞、平滑肌和肌成纤维样细胞。因为在组织学分析中可以发现各类细胞和组织，所以通过免疫组织化学和组织形态学分析以寻找特定的蛋白质（如波形蛋白）是很重要的[3-5]。

建议是在局部或全身麻醉下完全切除病变。病变也有可能在不治疗的情况下自发性消退。目前没有文献报道存在复发或恶变可能。

患者7月龄，女性，否认特殊病史。患者父母因发现其上腭有异物至口腔诊所就诊。不幸的是，她的父母并不能提供更加详细的信息。好在他们注意到自婴儿出生以来，肿物体积稍有增长。患者无其他症状或进食问题（图1）。

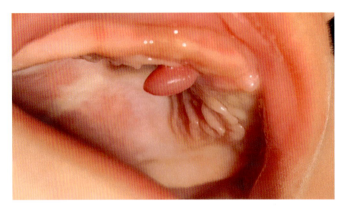

图1　新生儿先天性牙龈瘤

患者2月龄，女性，否认特殊病史。患儿父母因为其牙龈问题至口腔诊所就诊。无其他症状或进食问题（图2）。

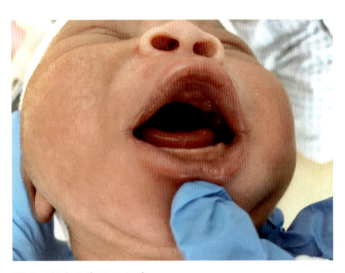

图2　新生儿先天性龈瘤

# 乳牙早萌

## 诞生牙和新生牙

诞生牙是指出生时已萌出的乳牙。新生牙是指出生后30天内萌出的乳牙。一般为1~2颗牙齿，下颌乳切牙常见，乳磨牙罕见。诞生牙和新生牙通常不是多生牙，一般松动度较大，牙齿颜色为不透明的黄褐色，可能会造成母乳喂养困难。诞生牙和新生牙病因未知，通常有家族聚集性。治疗方案视具体情况而定，如果诞生牙或新生牙造成母乳喂养问题，可以考虑拔除。要在拔牙之前确保给新生儿服用维生素K。如果没有造成哺乳问题，最好将牙齿留在原始位置，并且额外应用氟化物[6-9]。

患者1月龄，女性，否认特殊病史。患者父母因为注意到她出生时就有1颗牙齿而至口腔诊所就诊（图1）。无其他症状或进食问题。

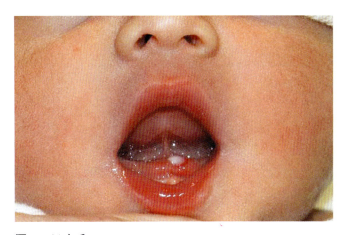

图1 诞生牙

患者2周龄，男性，否认特殊病史。患者父母因为注意到他出生时有几颗牙齿而至口腔诊所就诊（图2）。无其他症状或进食问题。

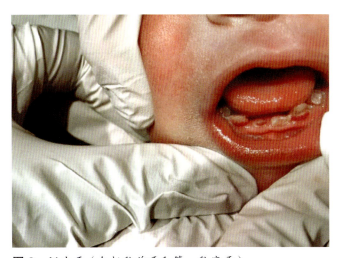

图2 诞生牙（包括乳前牙和第一乳磨牙）

患者年龄20天，男性，患者父母发现他出生时就有牙齿而至儿童口腔科就诊。除牙齿外，患者的指甲形状异常，头发周围有毛囊角化症。体检未见其他异常（图3）。

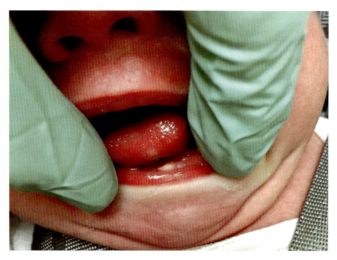

**图3** 诞生牙

## 先天性良性毛状息肉

先天性良性毛状息肉（congenital benign hairy polyps，CBHP）是一种罕见的鼻口咽区肿瘤，通常发生在出生时或出生后不久。CBHP在女性中更常见，通常与呼吸和喂养问题有关。显微镜下可以看到CBHP被皮下间质组织覆盖。CBHP为双生发层起源，通常被皮肤外胚层覆盖，其核心是脂肪细胞、平滑肌和软骨中胚层。病变的大小和位置将导致病变可能无症状，也可能表现为呼吸窘迫和进食困难。几乎所有患者在手术切除病变后都能康复。病理机制仍存在争议[10-11]。

CBHP可能代表胎儿期出现的先天性异常和畸形。可以单发，也可以与腭裂、小舌和外耳发育不全等先天性畸形一并发生。基于病变位置和患者年龄，应与脑膜膨出、脑膨出、胶质瘤、神经母细胞瘤和畸胎瘤等疾病相鉴别。

口腔外科医生正在新生儿病房对一名口腔出现肿块的新生儿进行检查（图1）。

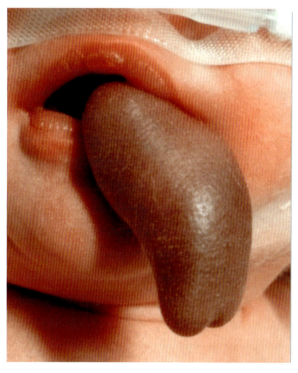

图1 先天性良性毛状息肉

## 异物

异物可能由于误吞、插入体腔或通过创伤性、医源性损伤沉积在体内。大多数异物会引起脓肿，在某些情况下甚至会造成严重出血。由于异物的大小、探查困难度、与重要解剖结构的密切关系等因素，口腔内的异物在诊断上存在挑战。在平片上，不同物质的可见性取决于X线衰减能力和异物的密度。异物通常不被认为是疾病的病因，因此鉴别诊断存在困难。即使患者无症状，也可选择完全切除，因为这些物体通常会导致继发性感染。当异物较浅表时，容易取出，深部的异物则取出难度较大。

患者11月龄，男性，患者父母因发现他口腔内有异物而至儿科就诊。患者父母诉患者3~4d未正常饮食。否认外伤史，否认既往病史。儿科医生对患者进行了包括口腔检查在内的详细的检查。由于没有明确诊断，儿科医生把患者转诊至在同一家医院工作的一名儿童口腔医生。儿童牙科医生当天对患者进行了检查。最终医生认为这个"肿物"是一只泰迪熊的耳朵（图1、图2）。

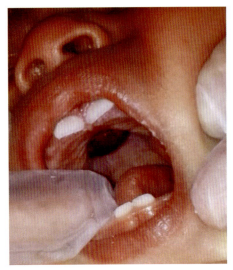 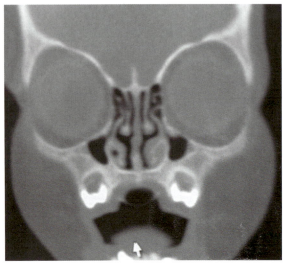

图1 异物　　　　　　　　　　　图2 CT冠状位

患者8月龄，男性，父母因发现他口腔内有异物而至儿童口腔科就诊。患者父母诉患儿3~4d未正常饮食。否认外伤史，否认既往病史。儿童口腔医生对患儿进行了包括口腔检查在内的详细检查。患者腭部有界限清晰的、隆起的、无蒂黄色肿块，无活动性出血，肿物触诊质地柔软。最终医生指出"肿物"是一片向日葵（图3）。

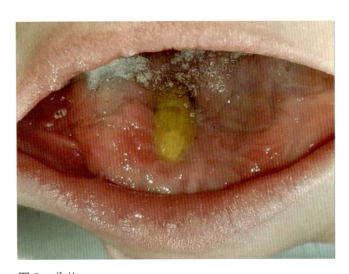

图3 异物

## 口腔疱疹

单纯疱疹病毒（herpes simplex virus, HSV）是一种 DNA 病毒。已知 HSV 存在两种类型：1 型和 2 型。HSV 1 型主要通过具有传染性的唾液或活跃期的口腔周围病变传播。常累及嘴唇、眼睛、口腔和腰部以上的皮肤。HSV 2 型通常出现在生殖器区，主要通过性接触传播。这两种病毒感染引发的临床病变非常相似。HSV 的最初感染通常发生在早期（原发感染），在早期感染后（通常是亚临床感染，没有典型的感染症状），病毒迁移到感觉神经节，此时病毒处于潜伏阶段。该疾病复发较为常见，侵犯唇部、皮肤和口腔的上皮细胞。

诊断通常需要经过详细的临床检查和病史询问。当 HSV 感染发生在口腔内时，很难见到完整的囊泡，因此可能与复发性阿弗他溃疡等其他情况相混淆。在某些情况下，可以使用更多的工具辅助诊断。两个最常用的诊断方法是细胞学涂片和组织学活检。治疗方法主要是对症治疗，如果在感染早期（前 2~3 天内）可使用抗病毒药物，如阿昔洛韦等[12-13]。

患者 5 月龄，女性，既往体健。因上下牙龈有"红色"区域而至当地一家儿童医院急诊室就诊。家长自述，患者大约 1 周前下颌牙槽嵴上开始出现小的"白色凸起"。起初，父母推测这是一颗正在萌出的牙齿。后来，病变扩散到上颌牙槽嵴。在过去的 24h 里，患者出现低热（99°F）。另外，父母还提到，孩子一直很烦躁，不爱吃饭/不接受口腔护理。患者在这个年龄段什么都往嘴里放，但父母想不出有什么特殊的可以引发过敏反应的东西。患者是母乳喂养，母亲没有服用任何药物，也没有改变饮食（图 1、图 2）。

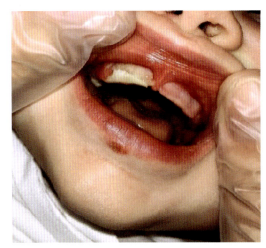

图 1　上颌牙槽嵴

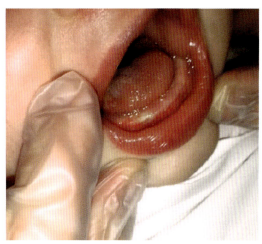

图 2　下颌牙槽嵴

## 舌表皮样囊肿

皮样囊肿（dermoid cysts）是发生在头颈部的发育性病变。从组织学上看，皮样囊肿可以进一步分为表皮样囊肿、皮样囊肿或畸胎样囊肿。皮样囊肿是内衬上皮细胞的空腔，可见角化，囊壁上有可识别的皮肤样结构。表皮样囊肿是由单一鳞状上皮衬里，其壁为纤维状，无附着结构。表皮样囊肿并不常见，病因不明。该病变不常见于婴儿，而在年轻人中多见，通常单发。有人认为，表皮样囊肿来自第一鳃弓和第二鳃弓闭合过程中的上皮残余。在舌侧，奇结节与舌外侧突一起构成舌体和口底，这些病变可能是由奇结节损伤的遗留物形成的。皮样囊肿口底区多发，也可能发生在唇舌部。大多数病例在病变早期即可诊断出。

临床上，这些病变表现为缓慢生长的正常或黄色的无痛性肿物，触诊质地柔软，直径可以从几毫米至几厘米不等。临床诊断应通过组织病理学检查证实。鉴别诊断（取决于位置）主要包括舌下囊肿、黏液囊肿、淋巴管瘤、淋巴上皮囊肿和甲状舌管囊肿。治疗方法为手术切除，复发罕见[14-17]。

患者 2 月龄，男性，因父母发现患者舌尖上有"黄色病变"而至儿童口腔科就诊。父母自述，自从孩子出生后该病变就存在。上次就诊时，儿科医生建议他们口腔科就诊以明确诊断。病变大小自患者出生后基本无变化，未引起疼痛或进食困难（图 1）。

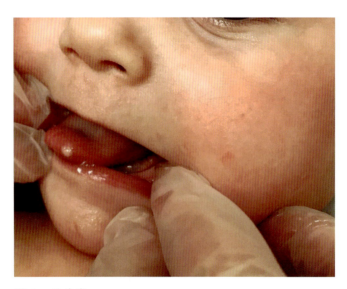

图 1　舌前缘

## 婴儿黑色素性神经外胚层瘤

婴儿黑色素性神经外胚层瘤（melanotic neuroectodermal tumor of the infancy, MNTI）是一种罕见的婴儿期良性肿瘤，具有快速扩张生长和高复发的特点。该病变常见于 12 月龄以下的儿童。在较大的儿童和成人中也有少量的病例报道。男性和女性的发病率无明显差异。大多数 MNTI 位于头颈部（90%），一般好发于上颌骨前部，也可见于其他部位（下颌骨和脑）。病变起源于神经嵴细胞。由于神经嵴起源，在某些情况下，尿液中高水平 VMA 具有诊断价值。尿液中 VMA 水平通常与肿瘤的生物学行为不相关。

临床上，病变多位于上颌骨前部，质地柔软且有色素沉着。从影像学角度看，可见骨质破坏以及发育中的牙齿出现移位。最终需通过组织病理学检查进行确诊。治疗方法为手术完全切除[18-21]。

患者 2 月龄，男性。父母注意到患者 3 周前脸部出现"肿胀"。无外伤史。否认既往病史。母亲自述无发热或任何其他与"肿胀"有关的症状。患者足月出生，无并发症。儿科医生对患者进行了详细检查，并咨询了一位口腔医学专家（图 1～图 4）。

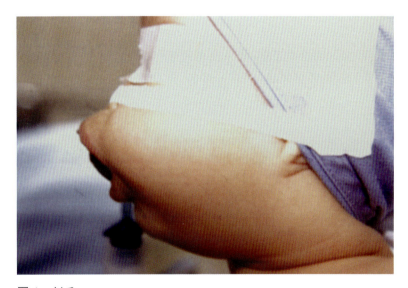

图 1　侧面

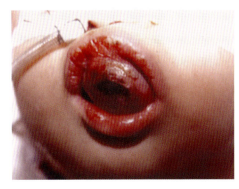

图 2　正面

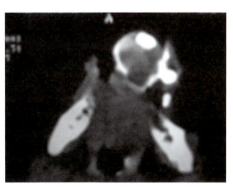

图 3　CT

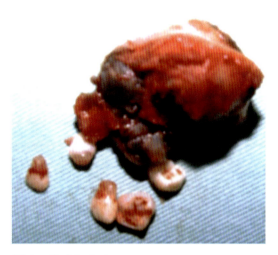

**图 4** 肿瘤切除后

患者 3 月龄,女性。大约 4 天前,母亲注意到患者口腔内有一"肿物",并且逐步增长。母亲带患者至儿童医院急诊科就诊(图 5~图 8)。

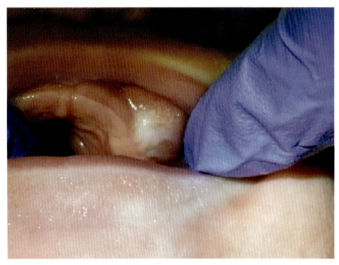

**图 5** 口内照

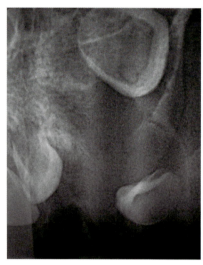

**图 6** 口内 X 线片

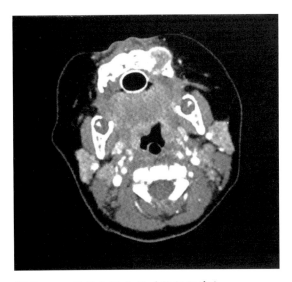
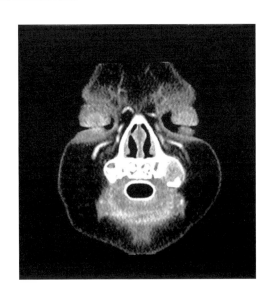

图 7 CT 轴位和冠状位（软组织窗）

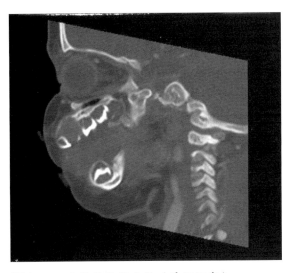
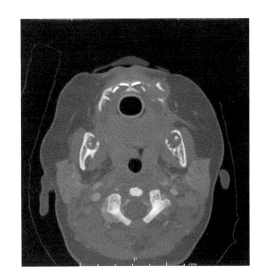

图 8 CT 矢状位和轴向位（骨组织窗）

# 病毒感染：RNA 病毒

**疱疹性咽峡炎**

疱疹性咽峡炎是一种病毒感染性疾病，会导致儿童发生口腔溃疡。溃疡一般仅限于软腭、悬雍垂、扁桃体和咽喉。疱疹性咽峡炎是由柯萨奇病毒 A 引起的，发病率在夏秋两季的最初几个月达到高峰。感染与突然发热、咽喉痛、头痛等不适有关。除了支持性治疗（控制疼痛和发热）外无特殊治疗方法[22~24]。

患者 7 岁，男性，因出现口腔溃疡 1d 而至口腔科就诊。患者母亲自述在出现口腔溃疡之前，患者曾发热 1d。该患者此前未出现过类似症状。校医院护士电话告知患者母亲，患者可能出现"传染性极强的病毒感染"，并让她接走孩子。患者否认既往病史以及过敏史，疫苗按时接种，未发现牙龈炎（图 1）。

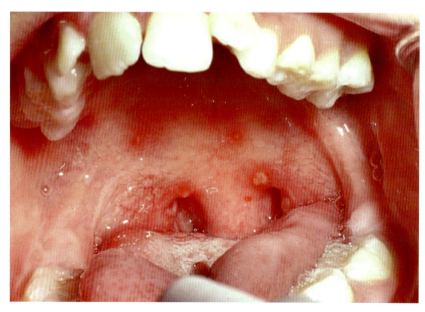

**图 1** 疱疹性咽峡炎

## 手足口病

手足口病（hand, foot and mouth disease, HFMD）是一种常见的病毒感染性疾病，常见于婴儿和儿童。手足口病由 RNA 病毒（柯萨奇病毒 A16）引起，对儿童的影响无性别差异。通常情况下，多发于 4~7 岁儿童，在成人中也有少量报道。每年爆发的典型时间是在夏季的前几个月和初秋。病毒进入人体后（通常通过直接接触），在小肠和咽部的淋巴组织中复制，然后扩散至局部淋巴结。初发时有低热、食欲下降和全身不适等症状，通常在感染 24h 后病变从口腔开始（小的圆形溃疡，通常发生在非角化黏膜）扩散到手和脚。病损一般无疼痛，无瘙痒感。

手足口病的诊断通常为临床诊断。一些病情严重或免疫功能低下的患者，需要通过免疫技术进行病毒检测。手足口病不需要特定的抗病毒治疗，该病具有自限性，可在 7~10d 内自行缓解。治疗以支持性治疗之主，若出现疼痛和发热等症状可以用对乙酰氨基酚对症处理。此外，确保患者充足的水分补充至关重要[25~27]。

患者 6 岁，男性，因口腔溃疡 1d 而至口腔医生处就诊。患者母亲自述，在出现口腔溃疡之前，曾发烧 1d。患者此前未出现过类似的症状。学校护士电话联系患者母亲，告知患者患有"传染性极强的病毒感染"，并让她来接儿子。否认既往病史，否认过敏史，疫苗按时接种。未发现牙龈炎（图 1）。

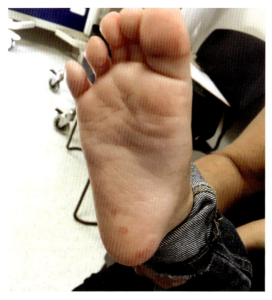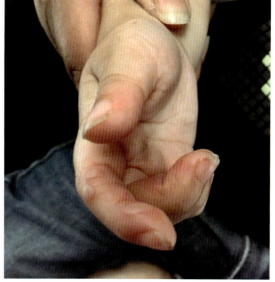

图 1　手、足可见病变

# 病毒感染：DNA 病毒

## 原发性疱疹性龈口炎

疱疹性龈口炎是一种由单纯疱疹病毒（herpes simplex virus, HSV）引起的感染性疾病。疱疹病毒是一种双链 DNA 病毒，分为两类：HSV-1 和 HSV-2。HSV-1 主要导致口腔、面部和眼部感染，而 HSV-2 主要导致生殖器和皮肤下疱疹性病变。尽管约 90% 的病例的感染源为 HSV-1，但 HSV-1 和 HSV-2 都可能是疱疹性龈口炎的病因。疱疹性龈口炎感染可表现为急性或复发性。急性感染是指病毒第一次入侵，复发性感染是指潜伏病毒再次被激活。急性疱疹性龈口炎主要发生于儿童，尤其是 6 岁以下的儿童。

在体外，病毒的寿命很短，但它的传染性极强。大多数人通过直接接触获得病毒，可以通过破坏皮肤、黏膜的完整性，或通过具有传染性的分泌物如唾液进入体内。病毒一旦穿透上皮细胞就会复制，然后通过感觉神经末梢进入相应的神经节（即三叉神经节）。在神经节，病毒进入潜伏期，并保持休眠状态，直到被重新激活。病毒的重新激活可以是自发的，也可以由一些因素刺激引起，如刺激物的直接作用、免疫抑制、紫外线、发热性疾病和压力等因素。治疗方法包括液体摄入、良好的口腔卫生和温和的口腔清创，以及口服阿昔洛韦。健康人在感染病变后 7~14 d 可自愈，一般不留瘢痕[12,28]。

一名 7 岁的男童因整个口腔疼痛及溃疡，与他的父母一起来到急诊科就诊（图 1）。

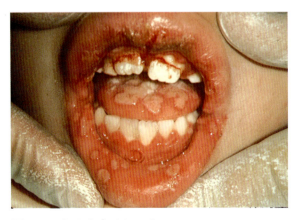

图 1　原发性疱疹性龈口炎

## 鳞状上皮乳头状瘤

鳞状上皮乳头状瘤是一种复层鳞状细胞的良性增生，由人乳头瘤病毒（human papilloma virus, HPV）感染引起，传播方式尚无定论。鳞状上皮乳头状瘤可发生在口腔内任何部位，多见于舌腹、系带、上腭以及唇黏膜表面。鳞状上皮乳头状瘤临床特征表现为小指状突起，表面粗糙的外生性病变，或菜花状、疣状表面。该病变通常为白色，可发生在任何年龄组，无性别差异，通常单发。典型的组织病理学表现为角化的复层鳞状上皮增生。鳞状上皮乳头状瘤被认为是由HPV6或11引起的。经典的治疗方法是手术切除，所有类似鳞状上皮乳头状瘤的病变建议在基底（边缘1mm）至黏膜下层切除，切除即认为是治愈[28]（图1）。

一名7岁男童去儿童口腔科进行常规口腔检查。上次就诊是6个月前，无明显不适，否认既往病史。

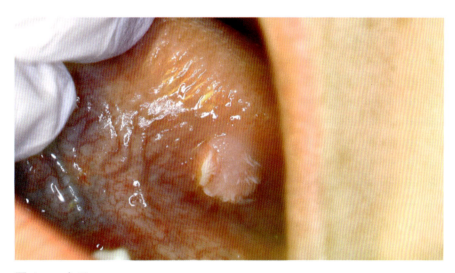

图1 口内照

一名11个月大的婴儿被儿科医生转诊给口腔医生进行腭部生长评估。患者否认既往病史，否认过敏史，在儿科医生处定期做健康检查。积极母乳喂养和使用安抚奶嘴。口腔内检查发现硬腭中线左侧见一大小约5mm×5mm不规则圆形病变，靠近上颌第一乳磨牙位置，边界清晰，色粉红偏白，稍隆起（图2）。

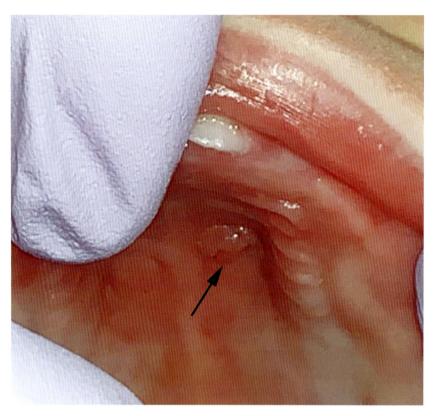

图2 口内照

# 局灶性上皮增生（赫克病）

局灶性上皮增生（focal epithelial hyperplasia, FEH）是一种罕见的口腔黏膜感染性疾病，通常与人乳头瘤病毒（HVP 亚型 13 或 32）相关，病变为良性病变，具有遗传倾向。这两种类型的 HPV 对角化和非角化表面的特异性偏好不同。流行程度与地理区域相关。大多数已发表的病例涉及因纽特人和美国北部、南部和中部的印第安人。FEH 多发于儿童，无性别差异。特征性表现为口腔内出现多个小丘疹或结节，好发于唇、牙龈和上腭。诊断需要进行活检，主要与炎性纤维增生、炎性乳头状增生、疣状黄色瘤、疣状癌、尖锐湿疣和局灶性增生综合征等疾病进行鉴别诊断。从组织病理学角度来看，FEH 表现为局灶性角化不全、角化过度、棘皮增生、疣状增生和明显的乳头状瘤病、基底细胞增生、孤立的核周细胞空泡化（空泡细胞增多症）、细胞双核化和核不规则。HPV 亚型通常用聚合酶链式反应（PCR）检测。除患处经常受到创伤或出于美观考虑外，FEH 通常不需要治疗。针对 FEH，目前有如冷冻治疗、电凝治疗、二氧化碳激光治疗、α 干扰素全身治疗或 β 干扰素和维 A 酸局部治疗等治疗方案[29-32]。

患者 7 岁，女性，因口腔内多处病变，与父母一起就诊于家庭口腔医生。患者是来自中美洲的新移民。父母无法提供详细病史。口内出现病变 1 年余，无特殊症状。患者其他方面体健，体检未见明显异常。口腔内检查发现多个柔软无蒂的丘疹和结节，波及上、下唇黏膜和左右颊黏膜。病灶处无溃疡，无炎症，病变大小为 2~10mm（图 1）。

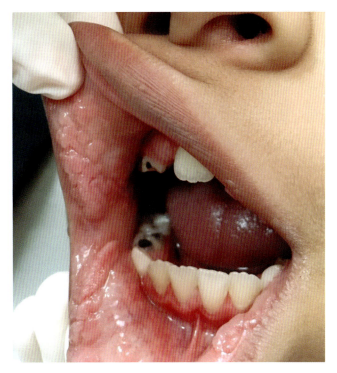

**图 1** 口内照

患者4岁，男性。他和家人最近从非洲中部搬到了美国。他和母亲一起去看儿童口腔医生。口腔检查时医生在患者下唇和上颌牙龈上发现几个无症状的菜花样病变（图2、图3）。

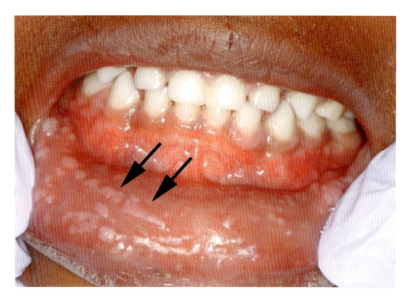

图2　下唇病变

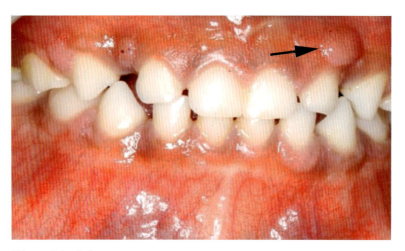

图3　牙龈病变

# 真菌感染

## 口角炎

口角炎（angular cheilitis，AC）是一种炎症性疾病，表现为口角红斑，疼痛开裂，烧灼感，出血和溃疡。口角炎可单侧发病，也可双侧发病。口角炎与使用义齿和矫治器有关，可发生在儿童，特别是那些流口水和使用安抚奶嘴的儿童。大多数患者会出现嘴唇不适和干燥的症状。AC的病因目前尚存在争议，最常见的病因为感染，包括白色念珠菌和金黄色葡萄球菌感染。其他病因包括使用不合适的义齿、口腔垂直距离丧失、接触性过敏、营养缺乏、营养过剩和特应性皮炎。经常舔嘴唇和吮吸大拇指的儿童患病率也会增加。由于病因不同，治疗方案也各不相同。大多数情况下，临床病史以及体格检查就足以确诊。因此，详细询问患者病史和药物使用情况至关重要。AC的最终治疗在很大程度上取决于病因，对于无法确定明确病因的病例，可在感染部位涂抹凡士林。大多数病例本质上是具有传染性的，可以适当使用外用抗生素[33-35]。

患者10岁，女性，否认既往病史。患者因"嘴角有异物感"和父母一起去看口腔医生。父母注意到她左侧嘴角有一个持续性的溃疡（至少2个月），并伴有疼痛。他们尝试了药店推荐的几种非处方药膏，但都没有改善。儿科医生建议口腔科就诊（图1）。

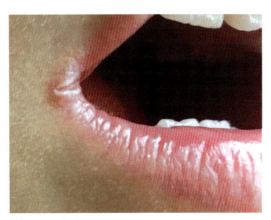

图1 口角炎

## 念珠菌病

念珠菌病是口腔中最常见的真菌感染性疾病。口腔内的念珠菌病以不同的表现方式出现，使得临床诊断较困难。白色念珠菌是口腔感染中最常见的真菌，属于正常口腔菌群。念珠菌病曾被认为是一种机会性感染，但现在临床医生认识到，念珠菌病也可以发生在健康的个体。

假膜性念珠菌病（pseudomembranous candidiasis, PC）是最常见和最易识别的念珠菌病，其特征是病变表面存在附着的白色斑块，可用纱布或海绵轻易拭去。PC与抗生素和免疫抑制剂的使用有关。红斑性念珠菌病（erythematous candidiasis, EC）的特点是出现红色斑点、烧灼感和进食敏感。常见部位为硬腭后部、颊黏膜和舌背。佩戴不合适的义齿或义齿卫生状况差也是EC的风险因素（当病变与不合适的义齿相关时，称为义齿性口炎）。念珠菌病通常可以通过临床检查确诊，但在某些情况下需要进行脱落细胞学检查。为了明确诊断，必须进行病原菌培养，但一般需要培养2~3d才能得到结果，因此大多数情况下是不现实的。细胞学检查能快速检测出菌丝期的病菌。念珠菌病的治疗方法是使用抗真菌药物，如制霉菌素或三唑类药物（氟康唑）。不合适的义齿需要进行调整，并且指导患者正确地清洁义齿[36-37]。

患者13岁，男性，因为"舌头发白"和父母一起去看口腔科医生。患者无症状，最后一次口腔检查是6个月前，无明显异常。既往史：患者因耳部感染连续服用阿莫西林7d。无过敏反应。口腔检查显示舌背上有一层"白色"涂层。余无明显异常，未见明显龋齿（图1）。

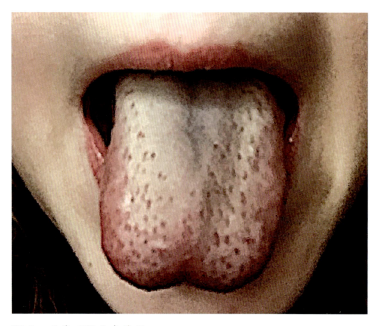

图1　舌背可见白色涂层

# 细菌感染

## 眼眶蜂窝织炎/脓肿

眼眶蜂窝织炎通常是鼻旁窦感染的并发症。其他不常见病因包括外伤、眼眶肿瘤和牙源性感染。眼眶蜂窝织炎和脓肿主要发生于儿童和青少年，老年人群中症状通常更为严重。通常在儿童患者病灶中分离出的微生物为肺炎链球菌、化脓性链球菌、蜂窝状链球菌、金黄色葡萄球菌、流感嗜血杆菌、A组溶血性链球菌、非溶血性链球菌和普雷沃氏拟杆菌等需氧菌。一旦发生眼眶感染，临床检查和及时治疗至关重要，若治疗延误则会引起脑膜炎、额叶脓肿骨髓炎和部分或完全视力丧失等并发症。当怀疑出现眼眶蜂窝织炎时，必须进行计算机断层扫描以评估感染范围。多数眼眶感染可采用保守治疗，尤其是9岁以下的儿童，对于年龄较大的患者，通常需进行手术引流。此外，确定敏感的抗生素是治疗成功的关键[35]。

患者3岁，男性，因右上后牙疼痛5d就诊。口腔医生对患者进行了详细的临床检查，并拍摄了根尖片（图1～图4）。

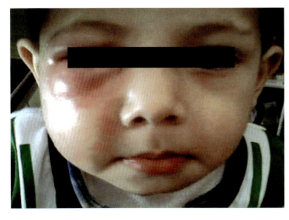

图1 右眼眶蜂窝织炎

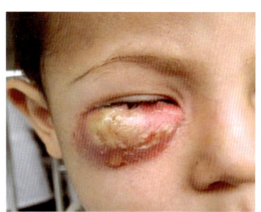

图2 入院2日后

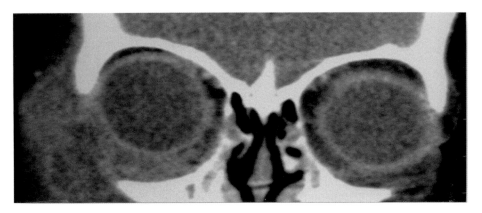

图 3　CT 冠状位

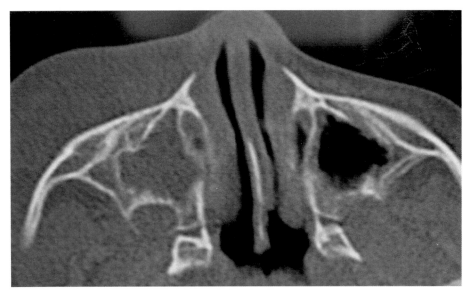

图 4　CT 轴位

## 颌面部牙源性感染

颌面部感染是以面上部肿胀为特征或源于面上部解剖结构的感染。大多数颌面部感染是由混合性微生物菌群引起的，如果不清除病因或不根据病因选择适当的抗生素，感染可能会持续并恶化，因此明确病因治疗至关重要。感染在儿童患者中进展迅速，患者可能出现脱水或全身性疾病。

治疗颌面部感染的第一步是获得详细的病史，特别要关注患者气道损伤和饮食。治疗的第二步是对患者进行详细检查。感染的传播途径取决于牙根相对于颌骨的位置。例如，乳尖牙和恒尖牙的感染可以传播到尖牙间隙。儿童患者颌面部牙源性感染治疗的下一步是制定干预计划，包括选择最适当的抗生素，脓肿切开引流和清除感染源[38-42]。

患者 13 岁，男性，因右侧面部轻至中度疼痛和肿胀被送往急诊室（emergency room, ER）。患者主诉右上牙齿疼痛 3d。服用布洛芬后未见明显改善。否认外伤史或其他皮肤或口腔病变（图 1~图 4）。

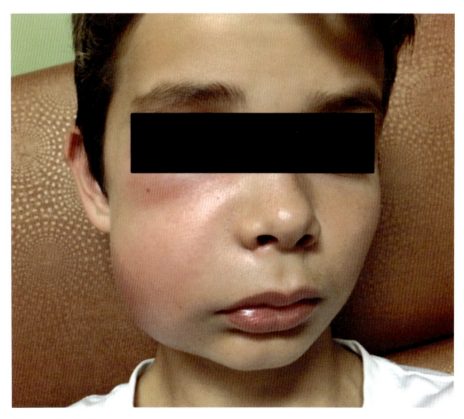

图 1　颌面感染

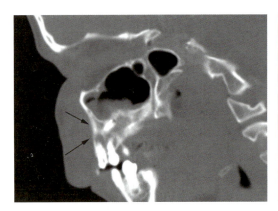

图 2 CT 矢状位

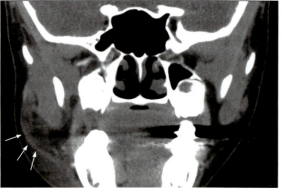

图 3 CT 冠状位

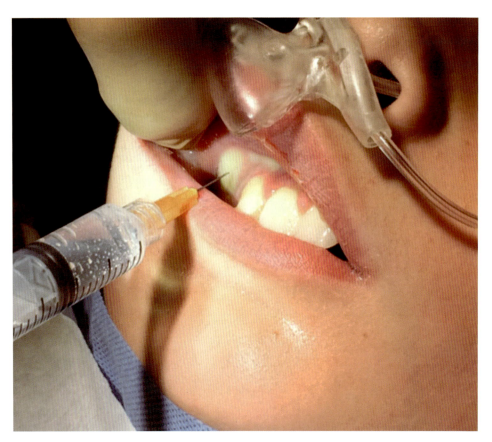

图 4 脓肿切开引流

# 软组织良性肿瘤

## 巨细胞纤维瘤

巨细胞纤维瘤是一类纤维性肿瘤，其发生可能与慢性炎症无关（不同于创伤性纤维瘤）。巨细胞纤维瘤通常无症状，在进行活检的口腔纤维增生性疾病中，2%~5% 为巨细胞纤维瘤。该病通常要与乳头状瘤相鉴别。与刺激性纤维瘤相比，巨细胞纤维瘤发生的年龄更小，更好发于女性。下颌牙龈发生率是上颌牙龈的 2 倍，也常见于上腭和舌部。从组织病理学角度来看，其标志是浅表结缔组织内存在成纤维细胞。治疗方法是保守性手术切除[35,43-46]。

一名 10 岁女童在母亲陪同下于儿童口腔医生处复诊。患者无症状（图 1）。

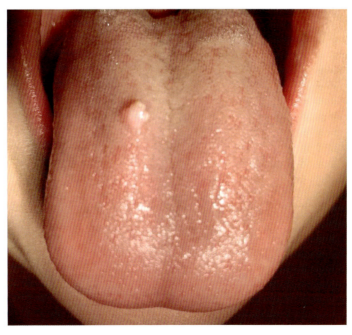

图 1　舌部病变

患者4岁，女性，因右上颌骨"肿块"于口腔全科医生处就诊（图2）。患儿母亲告诉医生，12个月前出现一"肿块"，起初较小，近5个月逐渐增大，患儿无明显疼痛不适。否认既往病史。否认过敏史。按计划进行预防接种。

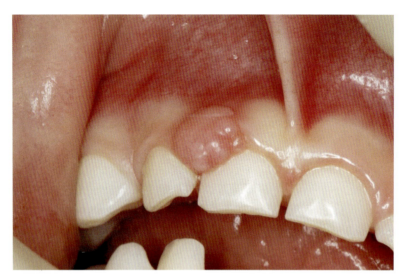

图2 上颌牙龈病变

# 化脓性肉芽肿

化脓性肉芽肿是一种炎性增生性疾病。化脓性肉芽肿是一个不准确的术语,因病变与感染无关,且组织学显示无肉芽肿的存在。化脓性肉芽肿被认为是一种反应性的肿瘤样病变,在不同的刺激下出现,如慢性、低水平的局部刺激或创伤。激素也与这种情况的出现有关。大约三分之一的病变发生在创伤后,因此病变发展前常有外伤史,尤其是牙龈外化脓性肉芽肿。在某些情况下,不良的口腔卫生也可能诱发化脓性肉芽肿。

临床上,化脓性肉芽肿是一种光滑的或分叶状的外生性病变,有时表现为小的红色斑片或丘疹,其基底有蒂或无蒂,通常伴有出血、可压缩变形。肿物大小可从几毫米到几厘米不等。化脓性肉芽肿通常生长迅速,在几周或数月内即可达到正常大小。化脓性肉芽肿罕有引起骨改变。病变通常无症状,表面质地脆弱、易形成溃疡。从组织病理学检查来看,化脓性肉芽肿表现出类似于肉芽组织的高度血管增生,形成许多大小不等的通道,充满红细胞,并由扁平的内皮细胞衬里。

化脓性肉芽肿常与外周性巨细胞肉芽肿、外周骨化性纤维瘤、血管瘤、增生性龈炎及恶性肿瘤相鉴别。外周性巨细胞肉芽肿是一种外生性病变,只见于牙龈,但临床表现与化脓性肉芽肿十分相似。化脓性肉芽肿的治疗,除会产生明显畸形外,一般均采用切除后活检。手术切除后,其复发率约为10%。在某些情况下,需再次切除[46-47]。

患者5岁,男性,在母亲陪同下于儿童口腔医生处就诊。其母代述,约6个月前发现患儿舌头背面出现一"小肿块"。她还指出,在过去数月中,病变有所增大。患儿无明显疼痛。否认外伤史。否认既往病史。否认过敏史。否认用药史(图1)。

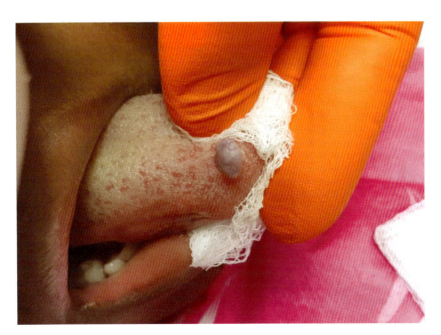

图1 舌左外侧缘

一名13岁女性患者在父母陪同下就诊。主诉"下唇肿物持续增大"。无明显疼痛不适。患者上次就诊在两年前。既往查体无异常。否认既往病史（图2）。

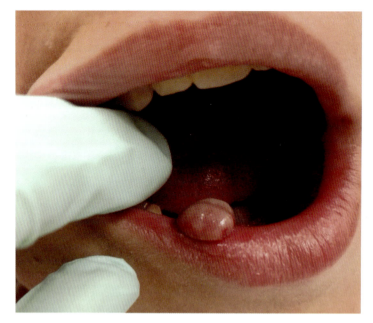

图2　下唇

一名7岁的健康男童，于儿童口腔医师处行定期复诊。患者述过去数日自觉左下牙龈些许疼痛。起初，父母认为疼痛是由左下第一恒磨牙的萌出所致。患儿父母否认患儿有发热等症状。患者无明显病史，否认过敏史，否认用药史（图3）。

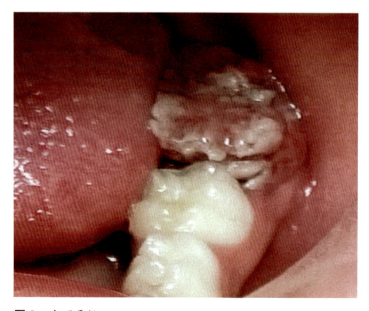

图3　左下牙龈

## 纤维瘤

纤维瘤是口腔最常见的软组织良性病变之一。从组织学角度看,这些小肿块代表增生,而非真正的肿瘤。纤维瘤在所有口腔良性病变中占比近50%,又称局部刺激性纤维瘤或反应性纤维瘤。纤维瘤可以发生于任何年龄,女性发病略多于男性。最为认可的病因是慢性刺激或创伤。病变的直径通常小于1cm,口腔中好发于颊黏膜、唇和舌部。纤维瘤的治疗方法为手术切除,预后良好[35,46,48]。

一名15岁的男性患者正在口腔诊所复诊,上次就诊在12个月前。该患者无任何自觉症状(图1)。

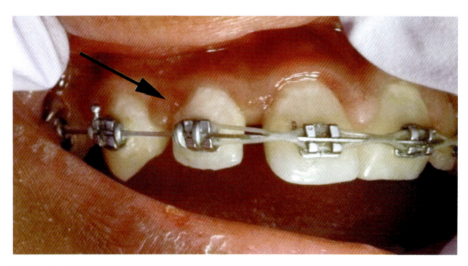

**图1** 上颌牙龈乳头

# 局灶性纤维增生（刺激性纤维瘤）

局灶性纤维增生（focal fibrous hyperplasia, FFH）又称刺激性纤维瘤，是结缔组织的一种反应性、炎性增生性病变。临床表现为黏膜着色、无蒂、表面光滑、无症状的柔软结节。FFH可发生于口腔任何部位，最好发于颊黏膜的咬合线、唇、舌、硬腭和无牙颌的牙槽嵴。FFH可见于各个年龄和性别的人群，在成年人中稍多见。FFH的病因与创伤密切相关。咬唇习惯、长期咬颊及义齿佩戴相关创伤也与FFH相关。刺激性纤维瘤的组织学特征是无包膜、实性、结节状、致密纤维结缔组织肿物。其表面上皮通常呈萎缩状态，但也可能有创伤的迹象，如角蛋白过多、浅层细胞内水肿。化脓性肉芽肿（pyogenic granuloma, PG）、外周性巨细胞肉芽肿（peripheral-cell granuloma, PCG）及外周骨化性纤维瘤（peripheral ossifying fibroma, POF）与刺激性纤维瘤具有相似的外观。以上病变也与创伤因素有关，但组织学表现不同。单纯切除是一种治疗方法[35]。

一名5岁的男童因下唇出现非正常"增生物"，在父母陪同下就诊一起去看儿牙医生。父母告诉医生，大约8个月前，他们发现患儿下唇出现一小结节，患儿有长期咬唇习惯，这一刺激使肿物明显增大。既往病史：患儿有哮喘病史，每日吸入类固醇药物控制。专科检查：口腔卫生良好，未见明显菌斑牙石堆积，下唇活动自如，无明显疼痛（图1）。

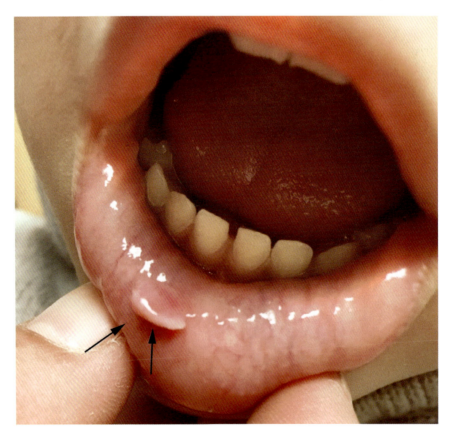

图1 下唇

# 黏液囊肿

黏液囊肿是口腔中的一种常见疾病，其可能是小唾液腺最常出现的病损。黏液囊肿可发生于各年龄段的男性或女性，在10~30岁人群中发生率最高。黏液囊肿通常无症状，这一特点常造成患者不愿就医。黏液囊肿是充满黏液的空腔，内衬上皮细胞或被覆肉芽组织。黏液囊肿通常是因涎腺导管外伤后黏液外渗而产生。下唇是黏液囊肿最常见的部位，60%~80%的病变位于下唇，也见于颊黏膜和舌腹。临床上，口腔黏液囊肿常表现为柔软、光滑、无痛的肿物，色泽不一，从深蓝色到正常的口腔黏膜颜色均可出现。黏液囊肿可引起语言、咀嚼和吞咽障碍。治疗方式为手术切除。冷冻和激光治疗也被报道为治疗黏液囊肿的替代方法。黏液囊肿的复发率约为5%[49-50]。

一名8岁的女性患儿由口腔全科医师转诊至儿童口腔医生处。前者注意到患儿下唇有一"肿物"。家长述"肿物"已存在至少1个月。患儿无任何症状。否认既往病史。否认用药史及药敏史（图1）。

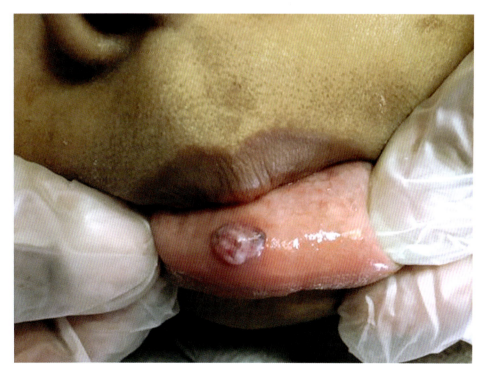

图1 下唇

一名健康的9岁男童由父母陪同至儿童口腔医生处,进行其半年1次的回访。除下唇出现一小肿物外,无不适主诉。无明显疼痛不适,无近期外伤史。上次就诊在10个月前,当时无任何不适主诉。否认既往病史(图2)。

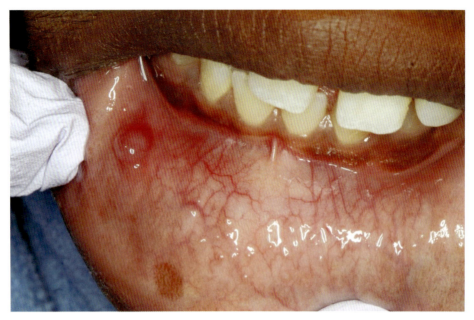

图2 下唇

## 萌出囊肿

萌出囊肿（在某些教科书上亦称萌出血肿）发生于牙囊从萌出牙冠周围分离的过程中。萌出囊肿临床表现为质软、肿胀的牙龈覆盖于正在萌出的乳恒牙的牙冠上。大多数萌出囊肿见于10岁以下的儿童。病变最常见于恒中切牙或乳磨牙的萌出过程。显微镜下观，可见上层口腔上皮呈现明显的细胞浸润。由于萌出囊肿可自发破溃，通常无须治疗[51-53]。

一位8岁的女性患儿，被送至其口腔医生处行常规回访。无不适主诉。否认既往病史（图1）。

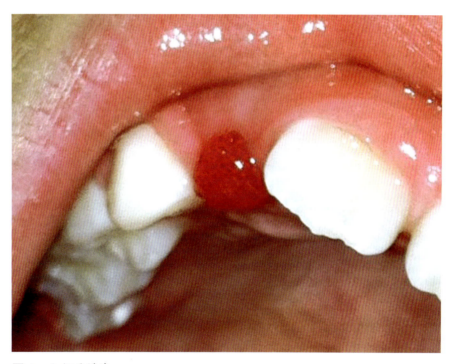

图1　上颌牙槽嵴

一名13个月的男婴,其母发现患儿右上牙槽嵴出现一"蓝色水疱"。母亲告诉医生,这一"水疱"约出现于就诊前1周。否认既往病史(图2)。

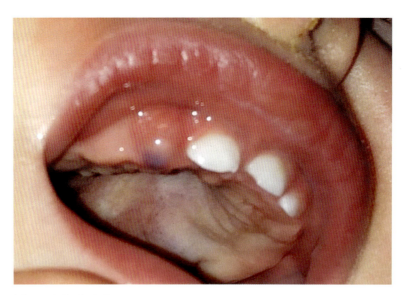

图2 上颌牙槽嵴

# 恶性肿瘤

## 非霍奇金淋巴瘤（间变性大细胞淋巴瘤）

非霍奇金淋巴瘤（non-Hodgkin's lymphoma，NHL）包括一类多样而复杂的淋巴系统发生和分化的恶性肿瘤。NHL常起源于淋巴结，并倾向于以实质性肿物的形式生长。大多数（并非全部）NHL与B淋巴细胞有关。NHL在免疫系统功能紊乱的患者中患病率较高。病毒可能在其中一些病变的发病机制中起到一定作用，一些文献提到了EB病毒在NHL病因学中的作用。NHL多发生于成人，也可见于儿童（如本文引述病例）。该病变通常发生于淋巴结，表现为一缓慢生长数月的无压痛的肿物。在口内，淋巴瘤通常表现为淋巴结外病变，恶性肿瘤可能发生于口腔软组织或颌骨中。软组织病变通常无压痛，可累及颊黏膜、硬腭后份或牙龈。间变性大细胞淋巴瘤是NHL的一种亚型。

间变性大细胞淋巴瘤（anaplastic large-cell lymphoma，ALCL）激酶阳性是ALCL的一种亚型，在生命的前几十年更易发生，在男性中更为普遍。ALCL对化疗敏感，一般预后良好。该肿瘤常累及淋巴结及淋巴结外部位。文献中报道这类NHL口腔表现的病例很少。NHL治疗方案的选择应基于肿瘤的分期、患者的全身健康状况和患者既往病史进行考虑。一般治疗选择化疗联合放疗，治愈率仍然在50%左右（取决于所处阶段）[35]。

患儿9岁，女性。因腭部长出一个"大溃疡"，患儿在母亲陪同下于儿童口腔医生处就诊。最近一次在儿童口腔医生处的定期复诊在10个月前，当时未见明显异常。母亲告诉医生，其女在过去10d内至少"发热"2次，同时夜间盗汗。但家长并未使用体温计测量体温。约3d前，患儿主诉颈部有"轻微疼痛"。3~4周前家长最初注意到患儿口内出现一小溃疡，否认外伤史。最近两个月无其余特殊不适主诉（图1~图3）。

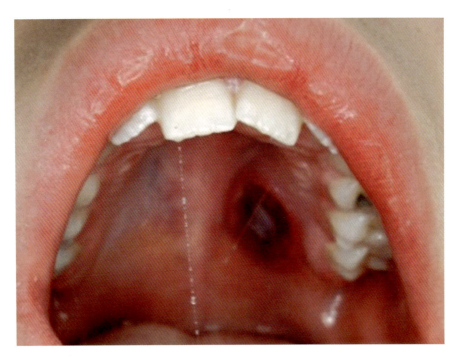

图 1　口内

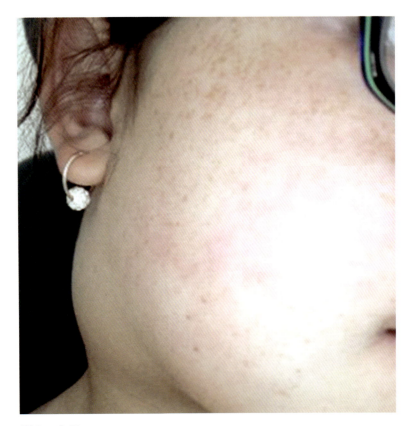

图 2　右颈

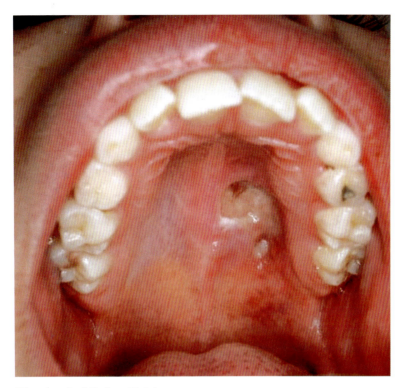

**图3** 口内（化疗1周后）

# 色素沉着病变

## 口腔黑斑

口腔黑斑是一种良性的色素病变，可发生于口腔内表面，被认为是最常见的黑色素细胞来源的口腔黏膜病变。该病变又称局灶性黑斑病，约在3%的人群中出现，常发生于40~50岁的患者，在女性中更为常见。口腔黑斑的病因尚不明确，但这种病变可能是一种反应性或生理进程。此病变与基底层和（或）固有层的黑色素形成过多有关。口腔黑斑通常为单发病变，直径一般小于1cm，为呈棕褐色至深褐色的圆形或椭圆形的斑块，无明显症状。口腔黑斑被认为是一种良性病变，无恶变潜能。因为其余口腔色素病变亦可呈现类似外观，必须活检后行组织病理学检查以明确诊断[35]。

一名12岁的女性患者在口腔诊所复诊。上次复诊在10个月前。患者自述无不适（图1）。

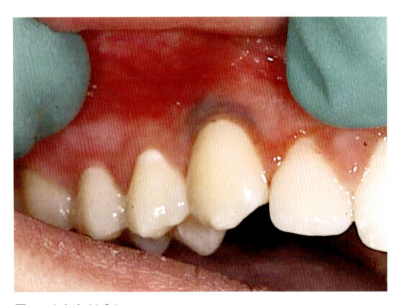

图1 上颌颊侧牙龈

医师查阅临床记录，注意到在以往就诊时（约2年前）拍摄了同一区域的照片（图2）。

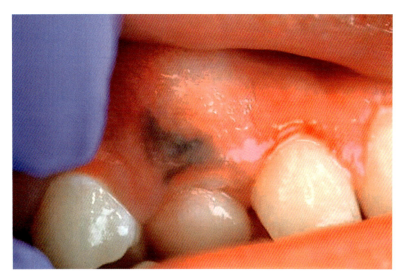

**图2** 上颌颊侧牙龈（约2年前）

## 生理性色素沉着

色素沉着病变常见于口腔。色素沉着可出现于从生理变化到全身系统性疾病及恶性肿瘤等各类情况的临床表现中。口腔色素沉着可能是外源性,也可能是内源性的。外源性色素可能与口腔黏膜内异物植入有关,内源性色素沉着包括黑色素、血红蛋白、含铁血黄素和胡萝卜素。对出现色素病变的患者的评估应包括收集完整的病史和口腔专科病史、口内和口外检查以及实验室检查;应评估口内色素沉着的数量、分布、大小、形状和色泽。一般情况下,良性色素病变边缘规则且偏小、形态对称、色泽均匀。边界不规则,颜色变化和表面溃疡则提示恶性肿瘤的可能。对于局部因素无法解释的局灶性口腔色素沉着,通常建议行活检以明确诊断。

生理性色素沉着在非洲、亚洲和地中海地区的人群中很常见,这是因为这类人群黑素细胞活力较高,而非黑素细胞数量较多。生理性色素沉着常发生于 20 岁前,但可能后来才引起患者的注意,色素沉着的颜色从浅棕色到深棕色不等。这种色素沉着最常见的口腔部位是附着龈,表现为双侧、界限清晰的深棕色带状改变,通常不累及龈缘。颊黏膜、硬腭、唇和舌的色素沉着也可呈边界不清的棕色斑块。色素沉着无症状,无须治疗[35]。

患儿 13 岁,男性,于家庭口腔诊所检查舌部不同部位的色素病变。大约 8 个月前其母初次注意到这些病变。病损无症状(图 1、图 2)。

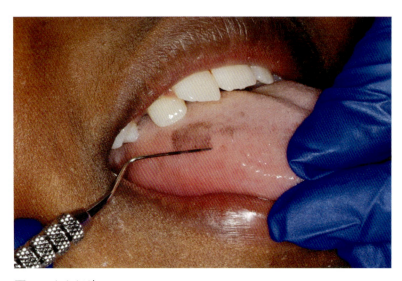

图 1　舌右侧缘

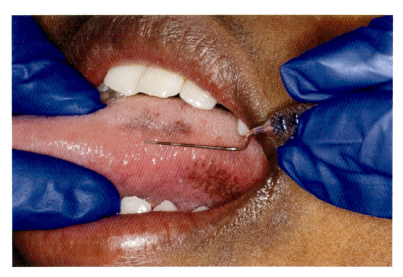

图2 舌左侧缘

## 与高胆红素血症相关的牙齿绿色色素沉着：绿牙症

儿童牙齿着色的原因有很多，其中最常见的是服用四环素。牙齿绿色色素沉着（绿牙症）相对少见。引起牙齿变色的原因可分为内源性和外源性。外源性着色发生于牙釉质表面。外源性着色的常见原因包括不良的口腔卫生习惯、铁制剂的使用、龋齿和氟中毒。内源性着色是指着色物与牙釉质及牙本质结合。内源性着色最常见的原因是母体在妊娠期或患儿在牙齿发育期间使用四环素类药物，也可能是牙本质发育不全或牙釉质发育不全、遗传性牙体发育障碍等疾病。全身性疾病（先天性卟啉症和先天性甲状腺功能减退症）和代谢性疾病（酪氨酸血症和 α-1-抗胰蛋白酶缺乏症）也会导致牙齿变色。

高胆红素血症引起牙齿内源性绿色着色是罕见的。高胆红素血症导致胆红素在皮肤和黏膜内积累，表现为黄疸。在新生儿中，当血清中胆红素水平约为 5mg/dL 时，黄疸在面部表现得明显；随着胆红素水平的升高，黄疸逐渐向身体末端发展。当胆红素水平持续升高数月后，胆红素色素即可沉积于全身，包括牙齿。组织学方法评估中，高胆红素血症患者的绿色乳牙提示胆红素沉积。乳牙的内源性着色可从黄色到深绿色不等。在软组织中，随时间推移，色素会消失；然而，在坚硬的牙体组织中，由于缺乏代谢，色素沉积，从而导致永久性着色。

新生儿高胆红素血症常见于出生第一周的新生儿。然而，与高胆红素血症相关的绿牙症的发生是罕见且未知的。这些病例大多发生在继发于胆道闭锁的高胆红素血症儿童。这提出了一个问题，即高胆红素血症在绿牙症发病机制中的作用也许是由于结合胆红素更易溶于水，使之更易结合到发育中的牙列。与高胆红素血症相关的绿牙症较少见的病因还包括 Rh 血型不相容、ABO 血型不相容、溶血性疾病和败血症。在对 48 例继发于高胆红素血症的绿牙症儿童的研究中，黄疸的平均持续时间为 24.6 周，最大血清总胆红素水平为 20~90mg/dL。尽管恒牙列着色亦有过报道，乳牙似乎最受影响。通常，一条明显的分界线会将牙齿正常颜色的部分和绿染的部分分开[54-57]。

患儿 6 岁，男性，因他的牙齿普遍呈"绿色"，随父母于儿童口腔医生处就诊。父母告诉牙医，绿色着色现象已经存在很长时间了，但他们没有"过多在意"（图1、图2）。

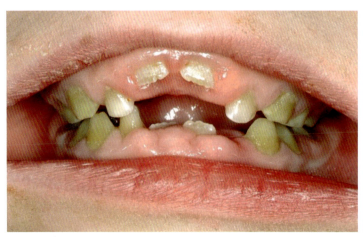

图 1　绿牙症

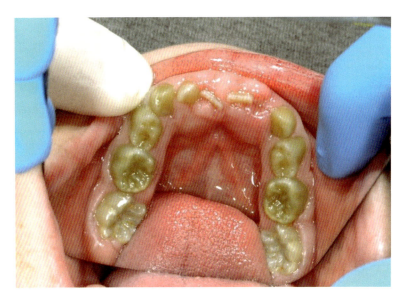

图2 下颌咬合面

# 其他软组织损伤

## 口腔不良习惯——吮吸拇指

患儿如果到一定的年龄后仍然存在口腔不良习惯，会导致牙齿、咬合和口腔软组织出现问题。在发育期，几乎所有的孩子都有一些非营养的习惯。不同的口腔习惯，如吮吸拇指、咬手指或吮吸嘴唇，会导致患者面形和咬合的改变。习惯是一种自动完成的重复动作。口腔是表达情感的主要场所，也是缓解儿童焦虑的来源。吮吸拇指的习惯可以定义为反复用力吮吸拇指，同时伴随强烈的颊部和唇部肌肉组织收缩。如果在5岁前停止吸吮拇指的习惯，与吸吮拇指相关的牙齿变化不需要任何治疗，一旦放弃该习惯，这些变化很可能会得到纠正。吮吸拇指最常见的后果是前牙开𬌗、覆盖增加、下中切牙的舌倾和上中切牙的唇倾、后牙反𬌗和代偿性舌推力。对于5岁以上仍坚持这一习惯的患者，有不同的治疗方案可供选择，咨询、提醒疗法、奖励概念和正畸矫治器治疗都是可以考虑的方案[35,58]。

家庭口腔医生为一个4岁的女孩进行初诊。她以前从来没有看过口腔医生。无任何不适主诉。有吮吸拇指史（图1）。

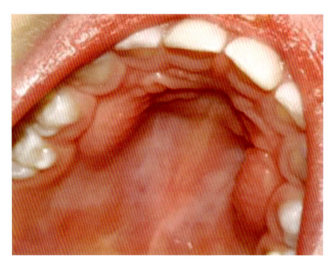

**图1** 口内

## 青少年局限性海绵状龈炎

青少年局限性海绵状龈炎是一种非特异性的显微镜诊断性疾病,可发生急性、亚急性或慢性炎症。组织学特征为上皮海绵样增生(上皮棘层细胞间水肿)和炎性细胞浸润。青春期更常见。牙龈呈红色,游离龈不一定受影响。病变是无痛的,只有少数有与口腔卫生有关的出血。

最重要的鉴别诊断为青春期龈炎。然而,对口腔洁治(青春期牙龈炎)的反应是鉴别诊断的关键。这种疾病的原因不明。病损发生在附着龈上,通常与游离龈的牙龈炎和牙菌斑相关的病因相区分。口腔洁治无变化,证实了这一点。该疾病的治疗尚未确定。大多数病例会在一段时间后自然消退[59-62]。

家庭口腔医生为一个11岁的女性患者进行初诊。母亲告诉医生,2年来尽管患者口腔卫生很好,但前牙牙龈上的小面积红色区域还是很明显(图1)。

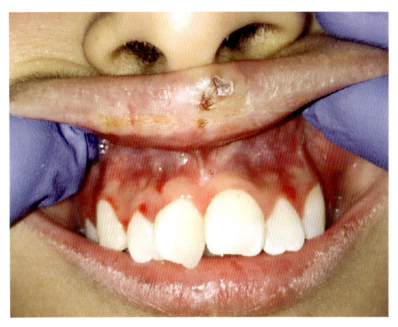

图1 局限性海绵状龈炎

一名14岁的女性患者和她的父母一起去家庭口腔医生处进行复诊。16个月前开始正畸治疗。父母告诉医生，在正畸治疗开始之前，她的牙龈就已经"发炎和发红"了。既往病史无明显异常。体格检查显示口腔卫生状况良好，上颌前牙区没有明显的菌斑堆积和红斑。游离龈未受影响。触诊时无疼痛。口外检查均在正常范围内（图2）。

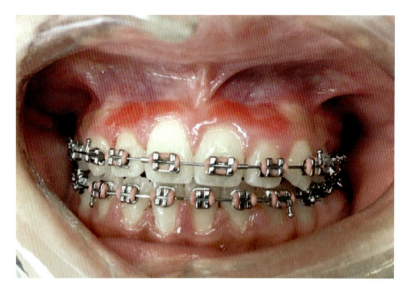

图2　局限性海绵状龈炎

# Lesch-Nyhan 综合征

Lesch-Nyhan 综合征（Lesch-Nyhan syndrome，LNS）是一种罕见的代谢缺陷。这是一种由次黄嘌呤-鸟嘌呤磷酸核糖转移酶先天严重缺乏引起的 X 连锁隐性嘌呤代谢缺陷。由于酶的缺乏，LNS 患者的尿酸和血清酸高。LNS 患者出生时外表正常。当患者大约 3 个月大时，对于父母和主治医生来说，该病第一个表现是患者不能抬起头或坐起来。临床上，LNS 表现为痉挛性脑瘫、攻击性自残行为和认知障碍。自残行为通常在 12 个月大左右开始。第一颗乳牙的萌出大约发生在自残行为的时候。这种行为持续下去，其后果是部分或全部破坏口周组织，特别是下唇。LNS 的预后很差，大多数患者在青春期早期死亡，并且在大多数情况下，死亡多由于肾脏问题导致。已经提出了不同的治疗方案，包括拔除乳切牙或乳尖牙，但是随着恒牙的萌出，这个问题还会出现。文献报道口内矫治器部分缓解了自残行为[63]。

一名 5 岁的男性患者去儿童口腔医生那里做常规初诊。这是他第一次去口腔诊所。父母是最近移民到美国的。父母告诉儿牙医生，他们的儿子经常用牙齿咬他的下唇。此外，他的认知能力发育迟缓，肌张力低下。无用药史及过敏史（图 1、图 2）。

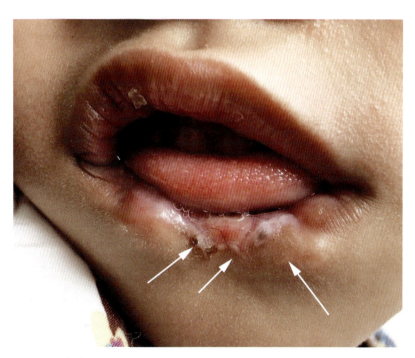

**图 1** 下唇病损

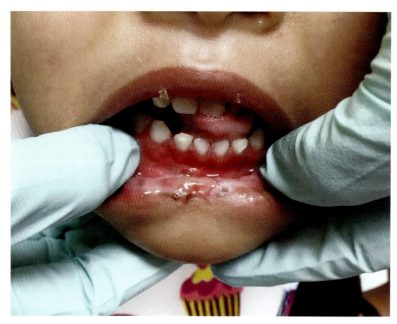

图 2　下唇病损

## 寻常型天疱疮

寻常型天疱疮影响黏膜和皮肤，表面水疱迅速破裂并导致疼痛性溃疡。天疱疮是一组潜在威胁生命的自身免疫性疾病，其特征是皮肤起疱、黏膜起疱或两者兼有。寻常型天疱疮是最常见的分型（80% 的病例），口腔病变大多为首发表现。在大约 18% 的天疱疮患者中，口腔是唯一受累部位。这种情况通常影响 40~60 岁的成年人；女性的患病率通常略高。在美国，寻常型天疱疮的年发病率为 1~5 例 / 百万。年轻患者中寻常型天疱疮的诊断是罕见的，文献中报道的病例也很少[64]。

寻常型天疱疮的病因尚不清楚。然而，有证据表明寻常型天疱疮的上皮破坏是由 IgG 自身抗体介导的。水疱出现在表皮和黏膜上。有遗传倾向的个体中可能诱发或延续寻常型天疱疮的外部因素包括药物、饮食和环境因素。

虽然口腔中的任何区域都可受累，但软腭、口腔黏膜和牙龈是主要受累部位。在咨询牙医或初级保健医生之前，患者常自诉常规口腔洁治对口腔疼痛无效，达数月之久。通常，在刷牙或摘戴可摘义齿引起的摩擦力造成的创伤区域，组织脆性会明显增加。在受累的组织上施加温和的机械压力后形成的损伤（Nikolsky 征）可辅助诊断。寻常型天疱疮的临床鉴别诊断包括副肿瘤性天疱疮、糜烂型扁平苔藓、黏膜类天疱疮、大疱性表皮松解症、线形 IgA 病、红斑狼疮、慢性多形红斑和移植物抗宿主病。

一名 15 岁女孩因左上颌牙龈中度至重度疼痛被口腔全科医生转诊至牙周病医生。患者自述症状至少在 5~6 周前开始，但她认为与更换牙刷有关。患者记得 10~15 个月前有一次类似发作，在没有治疗的几天后缓解。她还告诉牙周病医生，她有一种牙要从受累的牙龈上"脱落"的异常感觉。她无外伤或发热史。既往病史是难以控制的癫痫。她正在服用几种药物，包括拉莫三嗪、喜达诺、可乐定、peclisure fiber 和 Glycolax（图 1）。

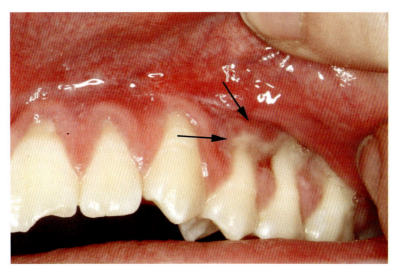

图 1　左上颌牙龈

## 白塞病

白塞病（Behcet disease，BD）是一种复发性急性炎症的系统性疾病，以口腔溃疡、葡萄膜炎、皮肤病变和生殖器溃疡为主要症状。虽然这种疾病的病因仍然未知，但不同的环境和遗传因素与发病有关。东亚到地中海地区发病率相对较高。多见于年轻人，女性易感。BD 的一个重要表现是累及口腔，口腔病变是 25%~75% 病例的首发表现。在 99% 的患者中，口腔损害发生在疾病期间的某个时间点，并且通常先于其他受累部位[65]。

这些病变与健康个体中发生的口疮性溃疡相似，并表现出相同的持续时间和频率。70%~86% 的病例出现眼部受累，在男性中更为常见和严重。生殖器病变在外观上与口腔溃疡相似，75% 的患者会出现，比口腔溃疡复发的频率低。实验室检查结果没有指向其他疾病时，可以诊断 BD。BD 诊断的国际系统标准包括出现口腔溃疡加上复发性生殖器溃疡，或有眼睛或皮肤损伤。溃疡的治疗方法是采用强效类固醇或他克莫司。BD 的病程是多变的。复发 - 缓解模式是典型的，在 5~7 年后间歇期更长[66]。

患者是一名 15 岁的女孩。由于口腔中度至重度疼痛，她和父母来到家庭口腔医生诊所。在过去的 24h 内没有进食和饮水。她的父母告诉牙医，这不是女儿第一次抱怨口腔疼痛。她在 6 个月和 8 个月前也有过类似的经历。当时没有接受任何治疗。患者在 2 年前开始接受全面的正畸治疗。无外伤史。无发热史（图 1~图 4）。

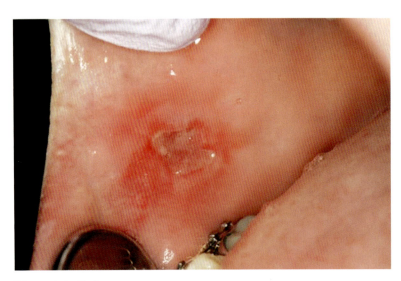

图 1　右颊黏膜

其他软组织损伤

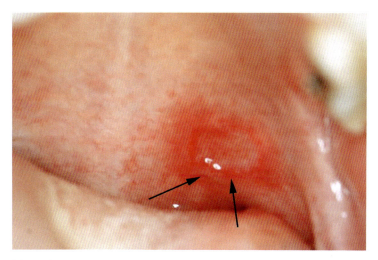

图 2　软腭

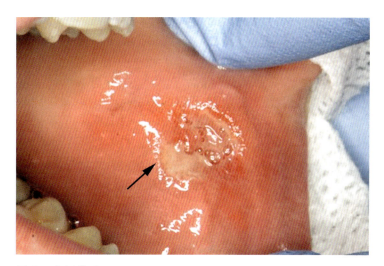

图 3　左颊黏膜

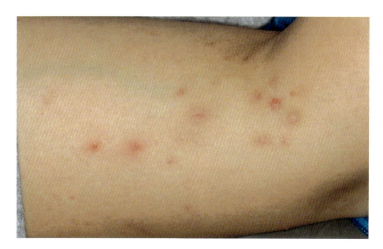

图 4　皮肤病变

## 口面部肉芽肿病

口面部肉芽肿病（orofacial granulomatosis，OG）这一术语在1985年由Wiesenfeld等人引入[67]。该术语指的是口腔和面部区域的肉芽肿性炎症。据估计，OG在人群中的发病率为0.08%。病变的病因未知，但可能具有遗传易感性。口面部肉芽肿病是梅克松-罗森塔尔（Melkersson-Rosenthal）综合征的组成部分之一，该综合征还包括面瘫和舌裂。

临床上，OG表现为唇部持续的、无痛的、非瘙痒性的、坚硬的肿胀。第一个症状通常出现在10~20岁，好发于女性。它通常是不对称性肿胀，累及上唇或下唇。在某些情况下，上下唇都会受到影响。唇肿胀可能与面部其他区域肿胀有关，如眼睑、颏部、牙龈和口腔黏膜。从组织学角度来看，OG的特征是存在肉芽肿，扩张的淋巴管也很常见。诊断依据切取活检结果。治疗方法包括使用类固醇（病灶内）。对于类固醇治疗无效的病例，建议进行手术治疗[68-69]。

患者是健康的9岁男性，因上下唇无痛性"肿胀"就诊。患者及其家人最近从菲律宾搬到了美国。他们是很好的信息提供者。他们向儿牙医生诉说：肿胀"反反复复"。"肿胀"始于大约1年前，在过去12个月内只发作了2次（包括这次在内）。据其父母说，第一次"肿胀"只持续了几天，无须治疗即可消退。根据其母亲的说法，这次"肿胀"更大，需要更长的时间才能消退（图1）。

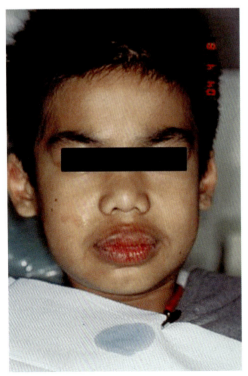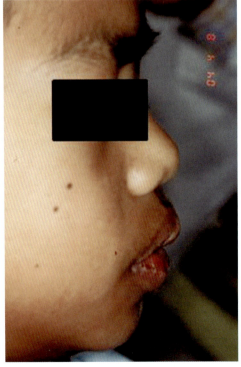

图1 正面和侧面照

## 复发性阿弗他口炎

阿弗他口炎是最常见的口腔黏膜疾病。一般人群中的患病率为 5%~60%，患病率取决于所研究的人群。文献中提出了几种病因。这几个因素表明疾病过程是由多种因素触发的，每一种因素都能在患者亚群中产生疾病。

最广泛接受的假设是口腔黏膜的破坏似乎代表了 T 细胞介导的免疫反应。复发性阿弗他口炎（recurrent aphthous stomatitis, RAS）病因包括过敏、戒烟、营养缺乏、激素影响、遗传易感性、压力和创伤。RAS 有三种临床分型：轻型（直径小于 10mm）、重型（直径大于 10mm）和疱疹样。溃疡更常见于儿童和年轻人。RAS 最常见的形式是轻型，最常见的受累部位是颊和唇黏膜，其次是舌。

治疗取决于发作的次数和频率。文献中提出了几种替代治疗方案，包括使用局部皮质类固醇和非处方药[35-36,70-72]。

患者是一名 7 岁男孩。由于下唇剧烈疼痛，他和父母来到一家流动急救医疗中心。在过去的 48h 内没有进食和饮水。他的父母告诉急诊医生，4 天前，下唇开始肿胀，随后出现一些"溃疡"。他们向医生表达了一些担忧，因为这种情况以前从未发生过，而且他非常痛苦。无外伤史及类似的发病史。无发热（图 1）。

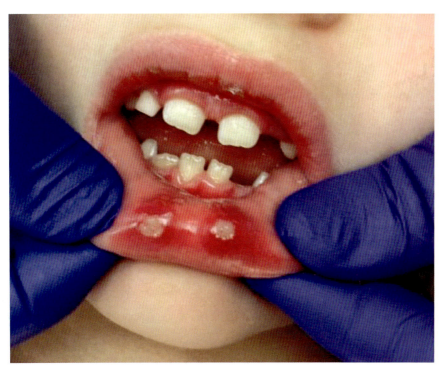

图 1　下唇病损

患者是 9 岁女孩。她和她妈妈一起被送到医院急诊室,她有两天的舌部溃疡疼痛史。因为水分和食物摄入不足,妈妈决定带女儿去急诊室。无外伤史及类似的发病史(图 2)。

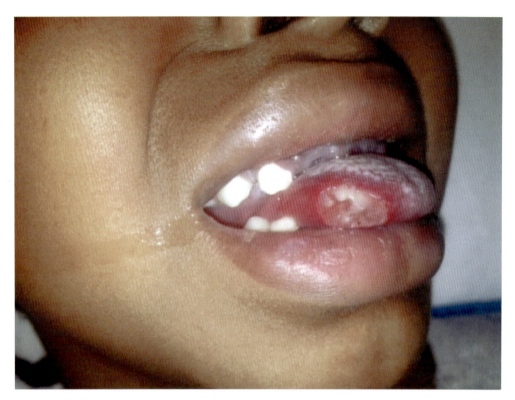

图 2　舌溃疡

# 阿拉日耶综合征

阿拉日耶综合征（Alagille syndrome，AGS）是一种复杂的医学疾病，最早由丹尼尔·阿拉日耶在 1969 年描述，又称先天性肝内胆管发育不良症。Alagille 综合征是一种罕见的疾病，其特征是肝脏内胆管数量减少，并伴有至少两个其他器官的异常，包括眼睛、心脏、肾脏和脊柱。该综合征的发病率为每 70 000~100 000 例新生儿中有 1 例。决定该综合征的碱基位于一个定位于 20p12 染色体的基因上。*JAGGED1* 基因的破坏是该综合征多系统受累的原因。这种综合征从父母一方遗传，每个孩子都有 50% 的机会患上这种疾病。每个受影响的成人或儿童可能具有该综合征的全部或部分特征。肝病的表现范围从轻度胆汁淤积和瘙痒到进行性肝衰竭。由于直接高胆红素血症，大多数受影响的患者都出现黄疸。大约 50% 的综合征患者存在心血管异常。最常见的缺损涉及肺动脉瓣、动脉和伴有周围性肺动脉狭窄的分支[73]。

这种综合征的患者有典型的面部特征。面部特征包括前额突出，中度眼距过宽症伴眼睛深陷，鼻尖扁平的马鞍鼻或直鼻，耳廓宽大。在 1 岁之前面部通常没有明显的变化。根据肝病的阶段，AGS 还可能损害牙齿、唾液腺、牙周韧带和黏膜。由于牙齿形成过程中的高胆红素血症，会出现牙釉质混浊、矿化不全和牙釉质发育不全。在高血清胆红素（超过 30mg/dL）的儿童中，牙齿中可能出现棕绿色。AGS 综合征患者的牙科治疗与症状的严重程度密切相关。通常，AGS 患者需要肝移植，并且牙科护理的复杂性与医疗护理的复杂性直接相关。手术后出血和移植后药物产生的口腔表现（如免疫抑制）的处理对牙医而言是一个挑战[73]。

一名 23 个月大的西班牙女性患儿和父亲一起去儿牙医生那里做第一次口腔检查。她的父亲告诉儿牙医生，在过去的几个月里，她的下唇出现了"小肿块"。他还因为切牙"似乎有不同的颜色"而担心。最近无外伤史。无牙源性疼痛史（图 1、图 2）。

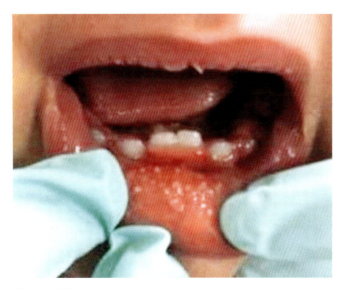

图 1　下唇病损

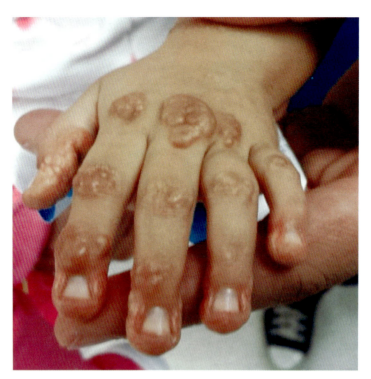

图 2　手部病损

# Chediak-Higashi 综合征

Chediak-Higashi 综合征（Chediak-Higashi syndrome, CHS）是一种罕见的遗传疾病，影响身体的不同系统，特别是免疫系统。CHS 的特征是局部眼皮肤白化病（oculocutaneous albinism, OCA）、严重免疫缺陷、轻度出血、神经功能障碍和淋巴增生性疾病。CHS 的病因是 LYST 溶酶体运输调节基因的功能缺失突变。确切的患病率无法确定，且报告的病例不到 500 例。没有发现性别或种族差异。CHS 患者大多有局部 OCA，累及头发、皮肤和眼睛。虹膜色素沉着减少可能伴有眼球震颤，视力可能受损。感染非常普遍（主要是细菌）。据报道，CHS 患者中存在严重的牙周病。出血倾向增加的表现一般较轻，包括鼻出血、牙龈出血和容易擦伤。认知障碍通常出现在儿童时期。一些患者具有运动迟缓和躯体僵硬的帕金森病特征。当出现局部 OCA，有严重和频繁感染史以及有轻微出血倾向者可考虑为 CHS。主要检查手段是在外周血涂片上识别白细胞中有过氧化物酶染色阳性的巨大包涵体。治疗包括异基因造血干细胞移植，应用类固醇和环孢霉素等药物。积极控制感染始终是一个主要目标[74-75]。

一名 17 岁的男性患者正在牙周病医生办公室接受评估。由于广泛和普遍的骨质流失和牙龈炎症，患者被口腔全科医生转诊。既往病史较显著，容易出血，因为患者经常患感染性疾病并且有中度智力发育迟缓，父母认为他免疫系统"弱"。患者没有服用任何药物。然而，父母诉患者 1 个月前因耳部感染服用完最后一个疗程的抗生素。患者对任何药物都不过敏（图 1、图 2）。

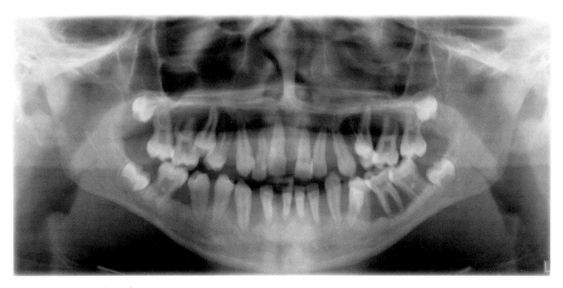

图 1　全口曲面体层片

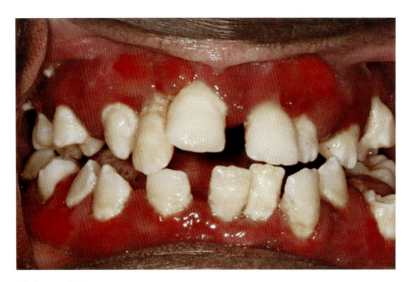

图2 口内照

# 神经纤维瘤病 1 型

神经纤维瘤病（neurofibromatosis, NF）是一组主要影响神经组织细胞生长的遗传疾病。NF 有两种形式：1 型和 2 型。这两种形式是由不同基因的突变引起的。1 型神经纤维瘤病（Neurofibromatosis type 1, NF1）也称为冯·雷克林豪森病，是最常见的神经纤维瘤病类型，约占 90% 的病例。NF1 的发病率，大约每 3000 名新生儿中有 1 例。没有种族和性别差异。NF1 是一种常染色体显性疾病，由一系列影响 *NF1* 基因的突变引起。该基因的表达多样的，表现为从轻度损伤到几种并发症和功能障碍。有趣的是，只有 50% 的患者有阳性家族病史。

咖啡斑、腋窝和腹股沟雀斑样痣、视神经胶质瘤、脊髓和周围神经纤维瘤、神经和认知障碍、脊柱侧弯、口腔和颌面部异常、神经鞘恶性肿瘤、嗜铬细胞瘤、血管病变和特定骨病变是 NF1 的常见临床特征。神经纤维瘤是良性但复杂的肿瘤。NF1 患者容易出现多发性纤维瘤。几乎 40% 的 NF1 患者都有骨骼受累。脊柱侧弯是最常见的骨骼疾病。由于 NF1 涉及多器官，因此需要多学科参与。NF1 没有特殊的治疗方法，治疗必须是预防和控制并发症。尽管恶性转化的概率很低（3%~5%），但肿瘤可引起临床问题，包括美学和功能损害。手术治疗并不总是令人满意的，在许多情况下甚至是不可能实现的[35]。

患者 15 岁，女，与母亲一起到儿牙医师的诊所行常规复诊。患者母亲能提供翔实病史。在过去 5 年里，患者一直在这个诊所就诊（图 1、图 2）。

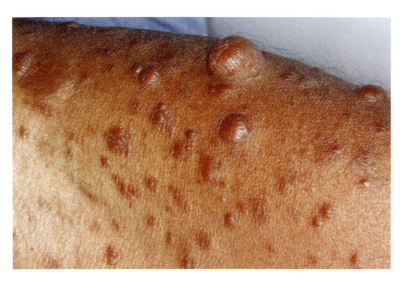

图 1　左臂

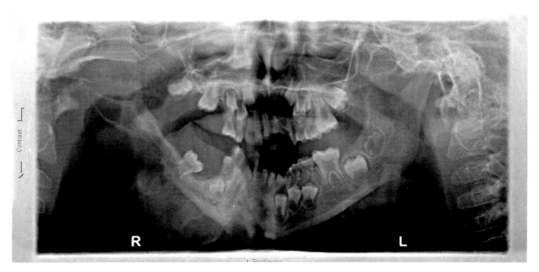

图2 全口曲面体层片（病变在右侧）

## 血管瘤

婴儿血管瘤是婴儿时期最常见的肿瘤，临床过程很容易预测。在出生后 2 周内即可出现增殖，这一增殖过程由内皮细胞的复制来主导。该阶段通常为期 1 年。在接下来的 7~10 年（退化期），细胞增殖减少，凋亡增加，并且血管瘤的生长减缓并最终停止。许多血管瘤不需要任何干预手术。约 20% 的病变可影响面容、破坏正常组织，甚至危及患儿生命。该疾病具体病因仍未明确。大多数血管瘤呈散在、孤立、局限性分布。接近 80% 的血管瘤发生于头颈部。大多数血管瘤相对较小，无明显临床症状。

约 20% 的病例趋于严重且需手术治疗。与血管瘤相关的并发症包括溃疡、出血、感染，在某些情况下还会出现心排血量增加。临床常规的处理方式为：等待病变自然消退或手术切除病变。此外，出现并发症或家长出现焦虑情绪时可考虑治疗。治疗目的是诱导或加速这些病变的自然消退。常用的治疗方法为全身或局部应用类固醇，此疗法成功率可接受。病变处于增殖期时是治疗最佳时机[36,76]。

患儿 5 月龄，女性，因为母亲发现她的上唇自出生以来有一个红色区域而来看儿牙医生。她还告诉儿牙医生，此红色区域在过去 4 周内出现增大。母亲否认患儿有发热或外伤史（图 1）。

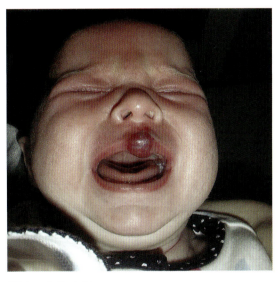

**图 1**　上唇病损

患者14岁，男，转诊给儿牙医生进行首次评估。患者和他的家人最近刚从其他国家搬到美国。儿牙医生进行了详细的评估，并在舌背左前部发现一"蓝红色"区域。患者自述能察觉到该病变，并表示在过去10年中该病变无明显变化，甚至比几年前有缩小。患者的母亲告诉儿牙医生，该病变区域自出生以来就存在。患者否认有外伤史（图2、图3）。

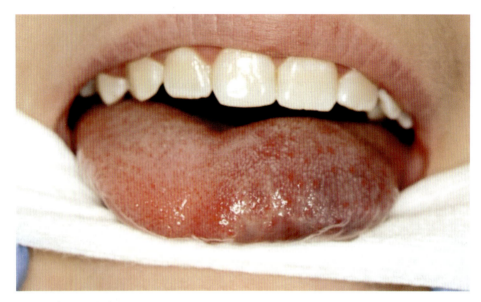

图2　左侧－舌背

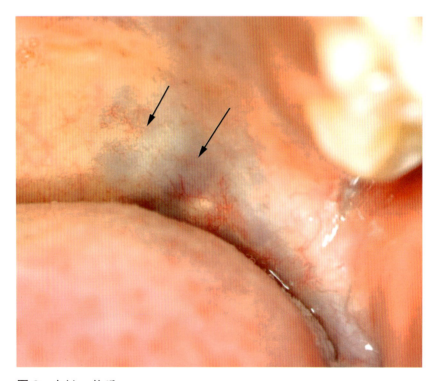

图3　左侧－软腭

## 特发性牙龈纤维瘤病

特发性牙龈纤维瘤病（idiopathic gingival fibromatosis，IGF）是牙龈组织的局限或广泛性肿大，其特征是结缔组织（主要是Ⅰ型胶原）的扩张和积聚。牙龈纤维瘤病通常是药物（如苯妥英钠、硝苯地平和环孢菌素）的副作用而诱发的。然而，在某些情况下，牙龈增生是自发性的。在乳牙和恒牙萌出过程中，这种增生更明显。不良的口腔卫生习惯也与该疾病相关。通过病史、临床检查和组织病理学可以明确诊断。外科治疗包括牙龈切除术和牙龈成形术，以上均为常用治疗方法[77-78]。

患者3.5岁，女，因"牙龈过度生长"于儿童口腔科就诊。患者是第一次看牙医（图1、图2）。

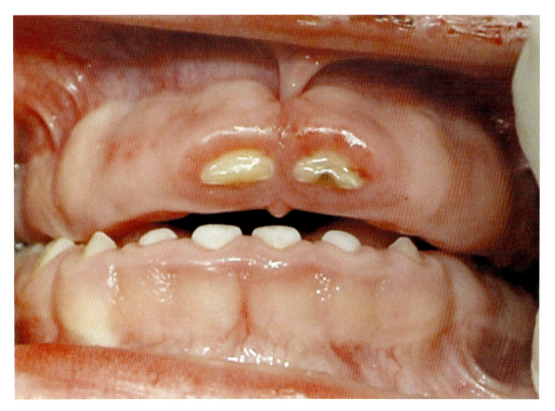

图1 唇颊侧牙龈

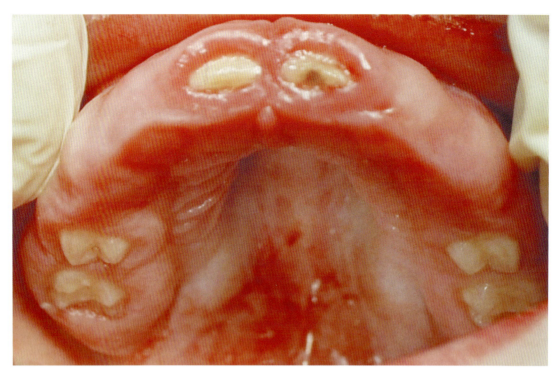

图2 腭侧牙龈

## 多形性红斑

多形性红斑（erythema multiforme, EM）是一种病因不明的溃疡性黏膜皮肤疾病。它可能是一个免疫介导的过程。这种疾病可能由多种因素引发，包括单纯疱疹病毒或肺炎支原体感染，接触抗生素或镇痛剂等药物。

EM 通常呈急性发作。EM 常在青年人中出现，但儿童亦会受影响。相比女性，男性更易感。前驱症状包括发热、不适、头痛、咳嗽和咽喉痛。约 50% 的病例会出现皮肤损伤。通常，早期病变出现在四肢，呈红色的扁平圆形病损。口腔病变可分布于颊黏膜、舌和唇部。唇红部常见出血性结痂。溃疡界限不清，伴有剧烈疼痛。此症状具有自限性，通常持续 2~6 周[79]。

EM 的治疗方法具有争议。过去提倡全身应用类固醇药物。然而，关于应用类固醇药物优势的证据有限。若明确该疾病是由疱疹病毒感染引起，则应用阿昔洛韦[80]。

患者为 10 岁的男孩。他因咳嗽和发热 3d 随母亲到医院急诊室就诊。3d 前，因为上呼吸道感染，初级医生开了阿奇霉素。母亲在他第一次服用抗生素 24h 后注意到他下唇肿胀，后来又发现其上唇肿胀。昨天肿胀加重，下唇、上唇、颊黏膜和舌头出现了不明确的溃疡。由于水和食物摄入不足，母亲遂决定带儿子去急诊室（图 1、图 2）。

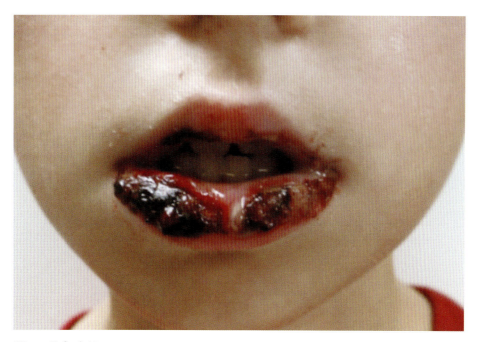

图 1　唇部病损

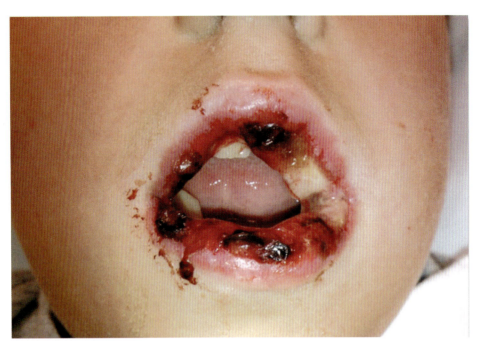

图2 入院第二天

## 牙龈退缩

牙龈退缩指龈缘向牙槽嵴顶方向迁移，是多因素共同作用的结果。牙龈退缩最常见的原因有增龄性改变、牙结石、系带附着过高、外伤和牙菌斑。牙龈退缩在年轻患者中并不常见，当出现时，在下颌切牙区更为普遍。系带附着过高是儿童牙龈退缩最常见的病因。在某些情况下，牙菌斑与高系带附着两者共同作用导致牙龈退缩。牙体位置异常也可能与牙龈退缩有关。系带的附着部位分为不同类型：黏膜附着型（纤维附着到膜龈联合处时），牙龈附着型（纤维插入附着龈时），牙龈乳头附着型（纤维延伸到龈乳头时），跨越牙龈乳头型（纤维穿过牙槽突并延伸到腭乳头时）。一些综合征与系带附着过高有关，如Ehlers-Danlos综合征、婴儿肥厚性幽门狭窄和Ellis-van Creveld综合征。

牙龈退缩主要实施对因治疗。当病因是系带附着过高时，多种手术方式可用于去除系带纤维：单纯切除术、Z字成形术和二期愈合前庭成形术[35]。

一名17岁的男孩在口腔诊所复诊。上一次复诊是在2年前。患者主诉下前牙区牙龈疼痛，刷牙时疼痛尤为明显（图1）。

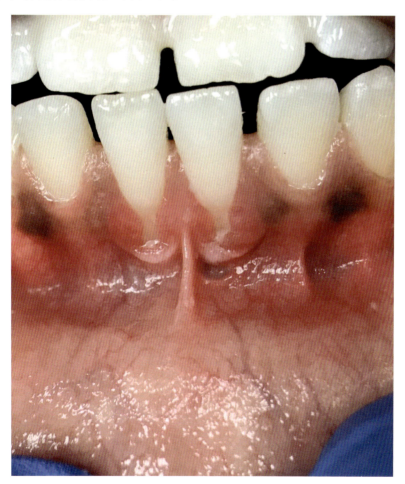

图1　下前牙区牙龈

# 口腔过敏反应

过敏反应是指免疫系统对接触无害物质的异常反应。这些反应包括真正的过敏反应和其他非过敏反应，其严重程度从轻微到危及生命不等。众所周知超敏反应包括Ⅰ型、Ⅲ型和Ⅳ型，Ⅰ型和Ⅲ型超敏反应很少同时发生。最常见的超敏反应类型是Ⅰ型。口腔过敏反应与高分子材料在口腔中的应用有关；也可能有全身性的表现，如荨麻疹。从汞合金、贵金属到高分子材料，Ⅳ型超敏反应可能大多与牙科材料的应用有关。这些超敏反应表现为口腔黏膜的急慢性发红和（或）溃疡。最严重的超敏反应称为"过敏反应"，这种过敏反应通常在接触过敏原后立即发生。口内和周围组织的过敏反应可能会产生多种临床表现，包括黏膜发红或发白，唇、舌和脸颊肿胀和（或）溃疡和水疱。治疗取决于过敏反应的严重程度；类固醇经常被用来控制症状。然而，若变应原明确，建议患者避免接触此类变应原。

一名7岁男孩因下唇和颊黏膜（双颊）在过去24h内疼痛而到儿牙诊所就诊。母亲告诉儿牙医生，这是第一次发生这样的事情。患儿足量进饮食。起初，家长携患儿去看儿科医生，被告知这可能是一种病毒感染，建议去看儿牙医生（图1、图2）。

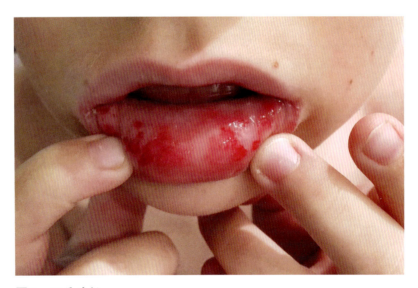

**图1** 下唇病损

其他软组织损伤

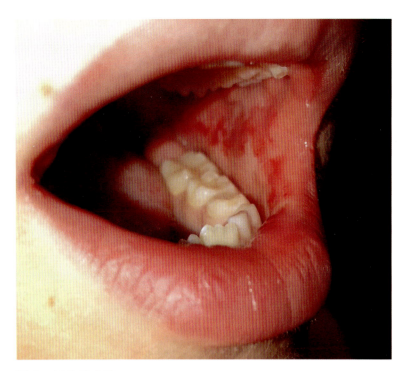

图 2　颊黏膜病损

# 口腔摩擦性角化病

口腔摩擦性角化病是口腔黏膜的一种良性白色病变,由该部位的慢性创伤引起。大多数患者是成年人,然而,在某些情况下,青少年也可能受到影响。通常受影响的部位是无症状的。病变通常发生在上颌和下颌牙槽嵴,特别是拔牙后。白色斑块是由口腔软组织受到频繁摩擦引起的。其鉴别诊断较复杂,常需活检明确诊断。可与颊白线、念珠菌病、扁平苔藓、鳞状细胞癌等疾病鉴别。治疗方式为建议患者去除刺激因素(嚼口香糖、吃糖果等)。

一个13岁的男孩和他的父母由家庭牙医转诊至儿牙诊所就诊。家庭牙医发现在右下后牙区牙龈处出现一些"白色改变"。患者无自觉症状,无明显疼痛不适。最近一次于家庭牙医处就诊在1年前。患者告诉牙医,有时他会把一颗糖"含"在口腔的右侧(图1)。

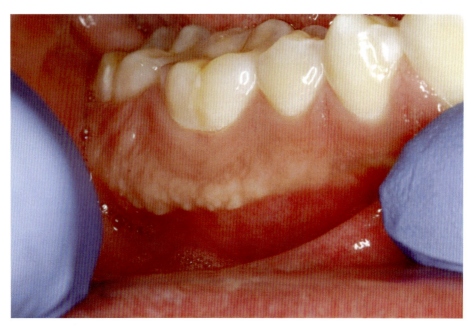

图1 右下后牙区牙龈

# 坏死性牙周炎

坏死性牙周炎（necrotizing periodontal disease, NPD）或坏死性溃疡性龈炎（necrotizing ulcerative gingivitis, NUG）被认为是由菌斑引起的急性机会性牙龈感染。它在营养不良的儿童和年轻人以及免疫缺陷患者中更为常见。以下几种因素与儿童 NPD 相关，包括病毒感染、情绪压力、睡眠不足和系统性疾病。发病机制一方面与口腔微生物群侵入过程相关，另一方面与宿主相关，例如毛细血管和免疫紊乱以及营养不良的迹象。与 NPD 相关的最常见的细菌是螺旋体和中间密螺旋体。该疾病的特征是疼痛、出血和乳头坏死，可复发。通过常规临床检查即可诊断。为了排除全身性或免疫缺陷性疾病的可能性，应该进行补充检查。强烈建议早期持续治疗。疾病可能导致牙龈损伤（牙间乳头呈凹坑状）；如果有坏死性牙周炎，将会出现附着丧失。NPD 患者可能伴有发热症状。治疗方法包括清创术（超声波尤其有效）和口腔卫生指导。当患者发热时，建议使用抗生素（甲硝唑和青霉素）。

一个 13 岁的男孩因为右下牙龈最近 3d 剧烈疼痛而于牙科诊所就诊。父母诉无发热症状，但由于疼痛，患者在过去 24h 内进流食。此外，父母告诉牙医，由于本周恰逢大学网球队赛前选拔，儿子迫切希望参赛，因此近来承受极大压力。否认既往病史，否认用药史，否认过敏史（图 1）。

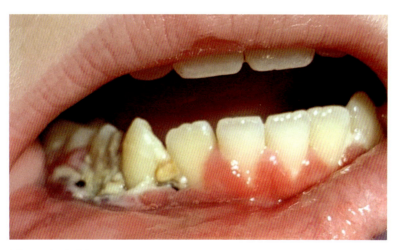

图 1　右下牙龈

# 影像学表现

# 影响骨骼结构的疾病

## 骨纤维结构不良

骨纤维结构不良（fibrous dysplasia，FD）是一种以髓质骨内纤维组织增生为特征的骨骼发育异常，其结果是形成未成熟的、矿化不良的骨质。FD 的病因尚未明确，但与编码位于 20 号染色体的刺激性 G 蛋白亚基的突变有关。突变导致成骨细胞中基因组 DNA 的半胱氨酸氨基酸被取代，进而产生纤维组织，并非成熟的骨骼。

骨纤维结构不良影响约 30% 患者的颅面部骨骼。典型的骨纤维结构不良患者年龄一般在二十岁左右（平均年龄 25 岁）。患者可能表现出一块骨（单骨）或多块骨（多骨）受累。单骨型 FD 比多骨型更常见。面部骨骼中最常见的受累区域是颧 – 上颌骨复合体。FD 的体征和症状各不相同，包括面部畸形和不对称、视力变化、听力障碍、鼻塞、感觉异常和错𬌗畸形。FD 最常见的表现是无症状的生长性占位性病变。面部畸形呈进行性发展，因患者个体而异，病变程度取决于受累的骨骼。FD 的恶变是很少见的（不足报道病例的 1%）。诊断应基于临床病史、体格检查和影像学检查。在平片（如全口曲面体层片）上，FD 表现为高密度影的病变，边界不清且无骨膜反应。可能与吸收和（或）牙齿移位有关。影像学表现为"毛玻璃"状外观。本病变可通过活检确诊。不幸的是，活检不能预测病变的性质。FD 的治疗取决于患者的不对称程度和疼痛程度。面部畸形的程度各不相同。最终治疗取决于患者的年龄和骨骼成熟阶段。如果病变为生长缓慢、非侵袭性，观察可能是首选方案。对于活动性病变，手术治疗是首选[81-82]。

患者为 11 岁，女性，与母亲一起到全科牙医那里进行复诊。患者既往人工耳蜗植入史。否认过敏史，否认用药史（图 1、图 2）。

影响骨骼结构的疾病

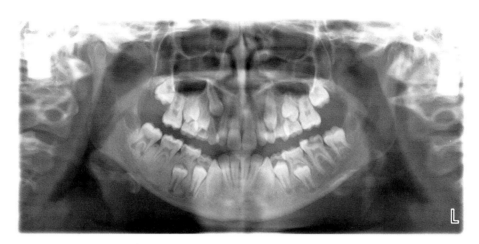

图 1　全口曲面体层片

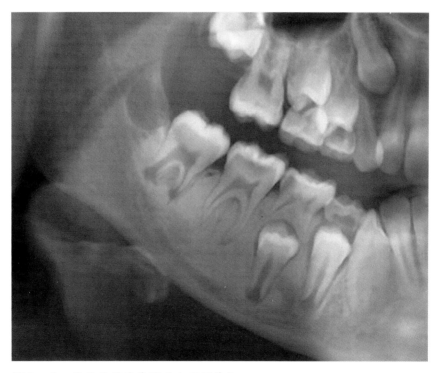

图 2　全口曲面体层片截图（右下颌骨）

一名 16 岁的女性正在正畸医生办公室进行首次评估。患者因左下尖牙阻生,由全科牙医转诊。患者无明显自觉症状。既往病史:多动症和季节性过敏。患者每日服用哌甲酯 20mg 两次(图 3)。

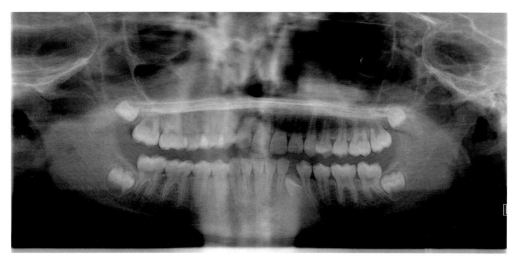

图 3　全口曲面体层片

# 单纯性骨囊肿（特发性骨腔）

单纯性骨囊肿或特发性骨腔的表现是骨内良性、空洞或含液体的空腔，无上皮衬里。单纯性骨囊肿在下颌骨中更常见。针对这些病变提出了多种病因假说。创伤–出血理论认为，不足以引起骨折的骨外伤会导致骨内血肿。然而，文献中没有强有力的研究证据来支持这一理论[81]。

据报道，几乎身体的每一块骨头都可能发生单纯性骨囊肿，但大多数累及长骨。颌骨内的单纯性囊肿很常见，主要局限于下颌骨。大多数病例通常发生于10~20岁的患者，该病变在5岁以下儿童中不常见。约60%的病变发生于男性。

影像学上病变表现为边界清楚的透射性影像。受累牙齿根部之间的病变呈"扇贝"状。与病变有关的牙齿通常是活髓，不会出现吸收。

治疗方式通常为手术治疗，在多数情况下均采用这一方式。

一名17岁女性患者去看牙医，进行复诊。患者无任何症状。上一次牙科检查是在5年前。自那时起，患者未行复诊。既往有季节性过敏及哮喘病史，控制良好。口内、口外检查未见明显异常（图1~图4）。

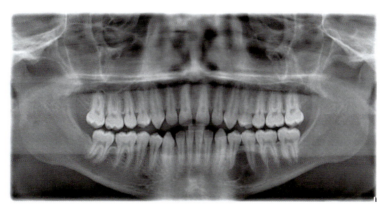

图1　全口曲面体层片

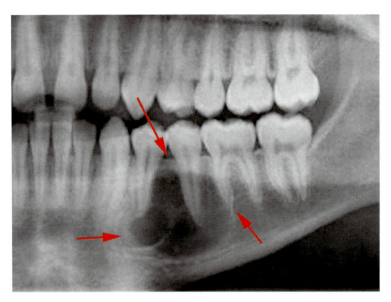

图2 全口曲面体层片截图（左下颌骨）

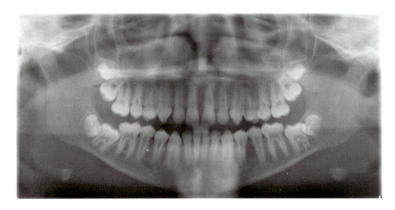

图3 12岁时的全口曲面体层片

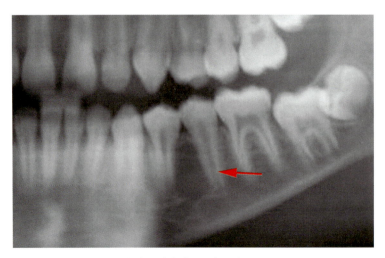

图4 全口曲面体层片截图（患者12岁时）

一名19岁女性患者正在口腔外科医生办公室咨询右下颌骨的无痛性低密度影病变。牙医拍摄全口曲面体层片,发现病变,并转诊至口腔外科医生(图5~图7)。

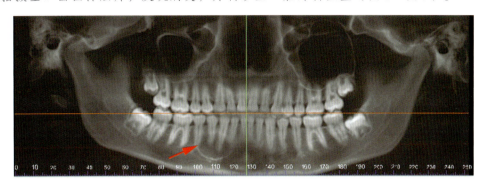

图5 CBCT重建全口曲面体层片

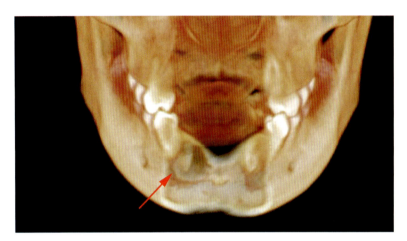

图6 CT重建三维影像(冠状位,下颌骨前部)

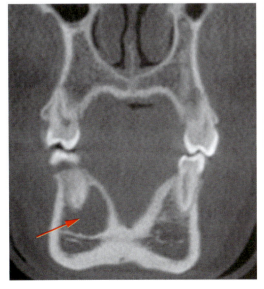
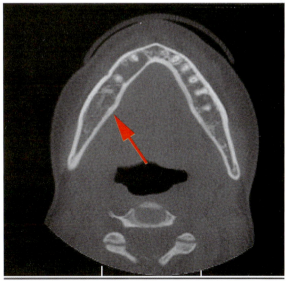

图7 冠状位和轴位,下颌前磨牙

## 牙骨质-骨结构不良

牙骨质-骨结构不良（cemento-osseous dysplasia，COD）发生在上颌骨和下颌骨的有牙区域，可能是临床中最常见的纤维-骨性病变。根据临床和影像学特征，COD分为三种类型：局灶型牙骨质-骨结构不良，根尖周牙骨质-骨结构不良和繁茂型牙骨质-骨结构不良。约90%的病例发生于女性，处于30~60岁的人群易患此病，平均发病年龄约为38岁。在根尖周型和繁茂型病变中，非裔美国人报告的病例比例更高。大多数病变位于下颌骨后部，通常无症状[83-84]。

影像学上病变表现可以是完全透射，也可以是高度阻射。最常见的是透射和阻射的混合形式。病变往往清晰可见，但边界不规则[81]。诊断：大多数病例的诊断基于病史、临床检查和影像学表现。在大多数情况下，不需要活检。一般来说，各种形式的COD不会表现为肿瘤，通常不需要切除。以透射占主导的阶段会出现疼痛，故而病变可对一些患者造成严重的临床问题[85-87]。

患者，15岁，女。进行常规口腔检查。牙医决定拍摄全口曲面体层片作为复诊的一部分。患者无明显疼痛不适（图1、图2）。

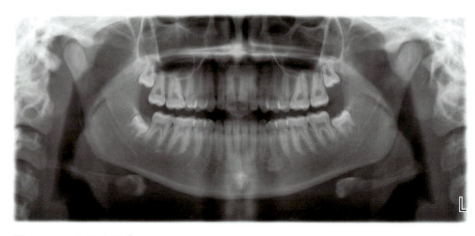

图1　全口曲面体层片

影响骨骼结构的疾病

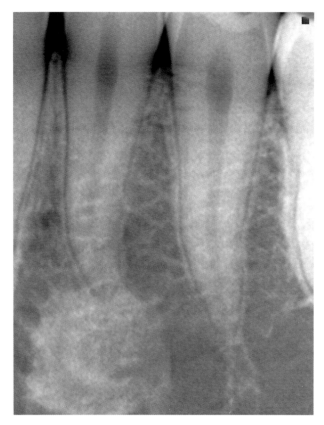

**图2** 全口曲面体层片截图

患者15岁,非裔美国男性,曾在其母亲陪同下,来看儿童牙医,进行常规口腔检查。牙医决定拍全口曲面体层片作为复诊的一部分。患者无明显疼痛不适。体格检查未见明显异常(图3)。

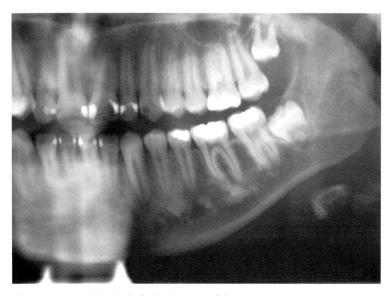

**图3** 全口曲面体层片截图(左下颌骨)

83

# 低碱性磷酸酶血症

低碱性磷酸酶血症的特征是存在低活性血清和骨碱性磷酸酶的情况下骨和（或）牙齿的矿化缺陷。临床特征包括重度无矿化骨的生成和轻度成年后下肢的病理性骨折。目前，根据诊断年龄和特征严重程度，目前至少可分为6种临床形式。围生期型（致死性）低碱性磷酸酶血症以呼吸功能不全和高钙血症为特征。围生期型（良性）低碱性磷酸酶血症可伴产前骨骼异常，随后缓慢消退为较轻的儿童型或成年型。婴儿型低碱性磷酸酶血症，在出生至6个月大时发病，无血清碱性磷酸酶活性升高。儿童型低碱性磷酸酶血症，症状从低骨密度伴不明原因的骨折到佝偻病。儿童型低碱性磷酸酶血症的特征是乳牙过早脱落，并伴有髓腔增大[88]。

据估计，每100 000名新生儿中就有1名患有严重的低碱性磷酸酶血症。世界各地不同种族背景人群都有低碱性磷酸酶血症的报道。这种情况似乎在高加索人种中最为常见。在加拿大曼尼托巴省的门诺派人群中尤其常见，每2500名婴儿中约有1名出生时即患有该疾病，并临床表现严重。低碱性磷酸酶血症的代谢基础源于编码组织非特异性碱性磷酸酶（tissue non-specific alkaline phosphatase, TNSALP）基因的分子缺陷。TNSALP是一种附着在成骨细胞和软骨细胞膜外表面的酶。TNSALP通常水解几种物质，包括无机焦磷酸盐（inorganic pyrophosphate, PPi）和维生素B6的主要形式吡哆醛5'-磷酸盐（pyridoxal 5'-phosphate, PLP）。实验室检测：该病碱性磷酸酶（alkaline phosphatase, ALP）的血清活性低于正常。一般来说，临床严重程度亦能反映体内酶缺乏的程度[89]。

PLP血浆水平的增加，也与疾病严重程度相关。在大多数患者中观察到磷酸乙醇胺（phosphoethanolamine, PEA）水平升高。影像学改变：矿化功能减退、佝偻病改变、椎体骨化不完全，有时尺骨和腓骨外侧出现骨刺。治疗：缓解症状，维持钙平衡，并在必要时进行物理的、专业的、牙科和骨科的干预[88]。

患者，3岁半，男性，身体健康。因"下前牙过早脱落"而就诊于家庭牙医。父母是很好的病史提供者。他们向牙医解释说，三周前，在吃汉堡时，下前牙脱落。患者无明显疼痛不适。否认外伤史。其母携带脱落的下颌乳切牙（图1）。

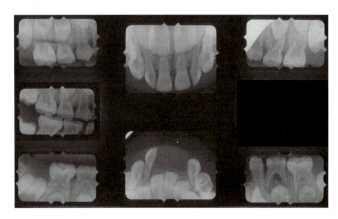

图1 根尖片

# 颌骨的炎症性疾病

## 骨髓炎

骨髓炎是骨骼的炎症性过程。炎症可波及骨髓、骨皮质和骨膜。在下颌骨和上颌骨中,微生物可由脓肿的牙齿或术后感染累及骨。然而,在某些时候,感染的来源并不清楚。在患有骨髓炎的患者中,细菌及其产物刺激骨的炎症反应,导致皮质骨内膜表面坏死。坏死和感染可通过骨皮质扩散到外层骨膜和与骨紧密接触的软组织。骨髓炎最显著的特点是坏死的骨段或骨岛的形成(死骨)[81]。

骨髓炎分为急性和慢性。急性期骨髓炎时,骨髓腔内含有炎性渗出物,炎症在骨膜下方扩散,导致骨膜抬高并刺激新骨形成。与上颌骨相比,下颌骨的急性骨髓炎更常见。该疾病典型的体征和症状包括疼痛、发热、肿胀,并且通常该区域有触痛。早期通常没有影像学改变。去除刺激因素和使用抗生素是治疗急性骨髓炎的基石。慢性颌骨骨髓炎可由急性颌骨骨髓炎未得到充分治疗而导致。死骨的存在是影像学的典型表现。此外,慢性骨髓炎通常会刺激骨膜形成新骨,其在 X 线片上表现为一条或一系列平行于皮质骨表面的不透射线。慢性骨髓炎的治疗包括长期使用抗生素、高压氧治疗;某些情况下,还需要手术治疗(骨皮质剥离术)[81]。

一名12岁的男孩来儿童口腔科就诊,主诉左侧肿胀 7 个月。有牙关紧闭史和发热史。3 个月前,对左下第一磨牙进行了根管治疗,肿胀减轻但并未完全消失。应用抗生素治疗后,肿胀改善但持续存在(图1~图4)。

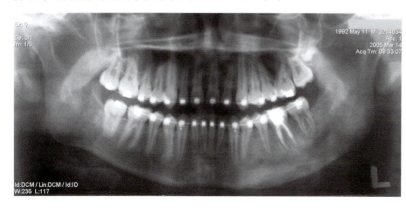

图1　全口曲面体层片

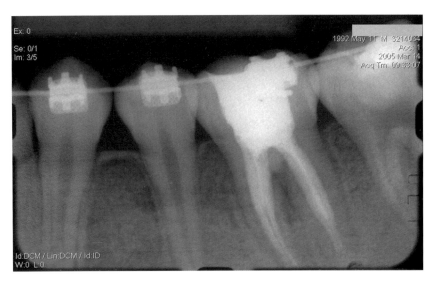

图 2　全口曲面体层片截图

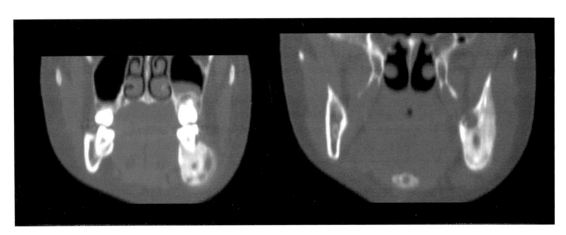

图 3　CT 冠状位（骨窗）

颌骨的炎症性疾病

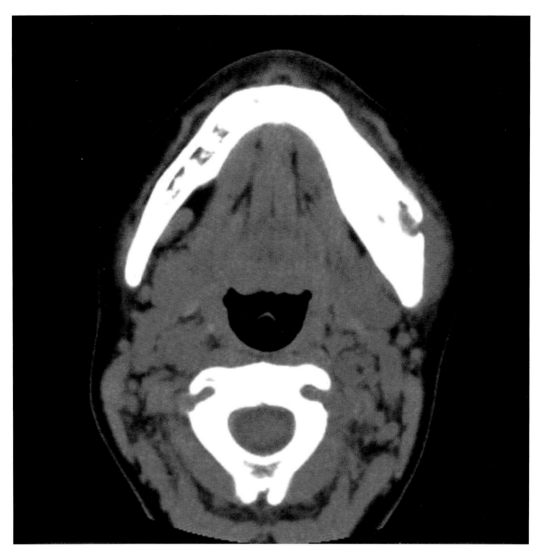

图 4　CT 轴位（骨窗）

## 硬化性骨髓炎

硬化性骨髓炎（Garre's sclerosing osteomyelitis，GSO）是一种影响儿童和青少年的特殊类型的骨髓炎，也称为慢性非化脓性硬化性骨髓炎。该疾病在1893年由Carl Garre最早描述。GSO是由刺激引起的胫骨骨膜和骨皮质的局灶性增厚；是一种非化脓性炎症，其中存在由轻度刺激和感染引起的外周骨膜下骨沉积。下颌骨比上颌骨更容易受到影响。当累及颌骨时，感染通常来源于牙周炎、龋病、牙齿萌出或拔牙史。临床上，这种疾病过程解释了患者可能出现的下颌硬化肿胀和随后发生的面部不对称。该病通常是无症状的，不伴有全身或局部的炎症表现。GSO具有特征性的放射学表现，尤其是在咬合片中，显示骨密质的连续层中有新的骨膜增生。这是GSO典型的影像学表现。

GSO最主要的鉴别诊断是骨纤维发育不良。骨纤维发育不良和GSO的体征和症状可能相似。根据骨膜形成的"洋葱皮"样新骨的影像学特征，与骨纤维发育不良鉴别。GSO的主要治疗目标是去除致病因素，最常见的治疗方法是拔除病灶牙。广谱抗生素的应用也是全身治疗的一部分[81]。

一名10岁的男孩在当地急诊科就诊。大约10个月前，孩子和家人一起从中国搬到了美国。主诉右脸肿胀1个月（图1~图6）。

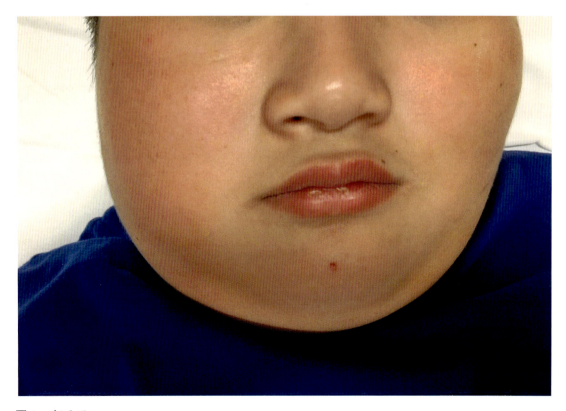

图1　颜面照

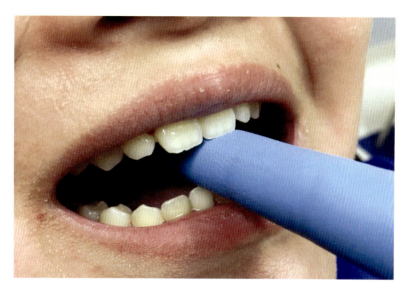

图2 张口受限

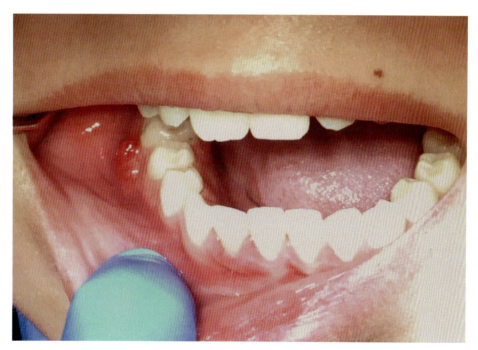

图3 口内肿胀

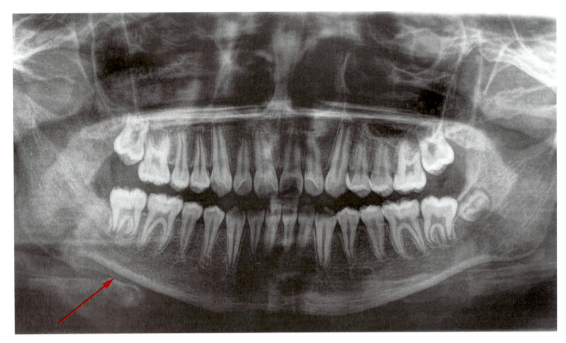

图4　全口曲面体层片（骨膜反应）

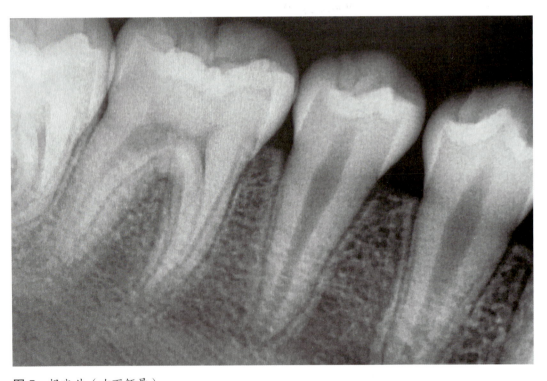

图5　根尖片（右下颌骨）

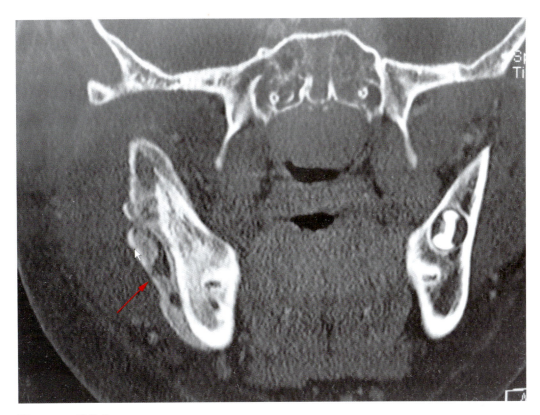

图6 CT 冠状位

## 疏松性骨炎（根尖周病变、根尖周炎性病变、慢性根尖周炎）

疏松性骨炎被定义为由于牙髓坏死而引发的牙根周围骨质的局部反应。牙髓坏死可能是由于龋齿（细菌感染）或创伤而引发。疏松性骨炎症状可从无症状到剧烈疼痛及面部肿胀。其影像学特征根据病变的时间变化而变化。在大多数情况下，病变的中心是病灶牙的根尖。病变的边界通常不清晰，显示从正常骨质逐渐过渡。大多数病例的治疗方法是根管治疗[81,90]。

患者，11岁，女性，复诊。患者在母亲陪同下就诊。患者无任何不适，最后一次复诊是在8个月前。作为复诊的一部分，儿牙医生为其拍摄了全口曲面体层片（既往未拍摄全口曲面体层片）（图1、图2）。

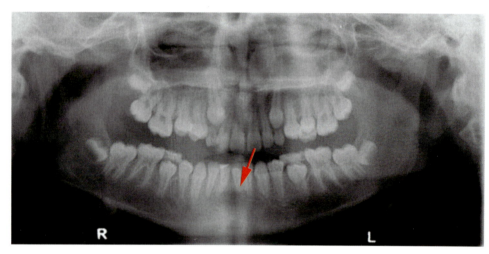

图1　全口曲面体层片

颌骨的炎症性疾病

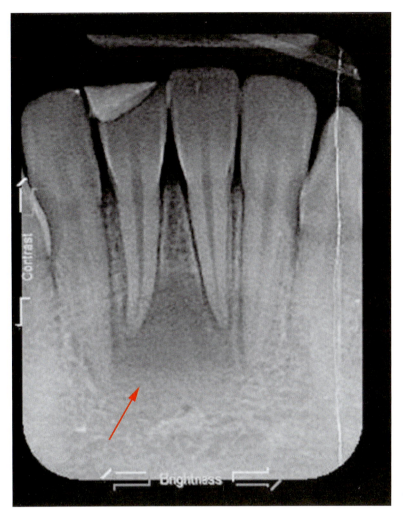

图 2　下前牙根尖片

# 牙源性囊肿：非炎症性

## 含牙囊肿

含牙囊肿发生于未萌出的牙齿冠部，冠部周围出现液体渗出而形成滤泡样囊肿。它是最常见的牙源性囊肿[81]。含牙囊肿在 10~30 岁的患者中最为多见，男性患病率稍高。小的含牙囊肿通常无症状，仅在常规影像学检查中被发现。含牙囊肿可以长至相当大的体积，大的囊肿可能与其所涉及的骨的无痛性膨隆有关[35]。含牙囊肿的影像学特点是，X 线片可见与未萌牙的牙冠相关的单房透射区。然而，在一些病例中，由于早期拔牙，会发现含牙囊肿与未萌牙没有确切的联系。透射区通常轮廓清晰且有致密骨白线[81]。治疗方法是将囊肿切除，同时拔除相关的未萌牙。这种疾病的预后很好，复发率低。

患者 15 岁，女，到儿童口腔科进行定期复查。无重要相关既往史。患者正在接受全面的正畸治疗（图 1）。

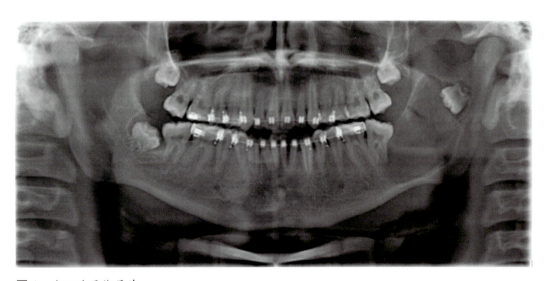

图 1　全口曲面体层片

一名11岁的男孩在口腔外科评估21牙的迟萌。该患者是由一位口腔全科医生转诊，医生指出11牙已经完全萌出，而21牙却没有出现。在过去6年中没有口腔科就诊史。患者无症状（图2、图3）。

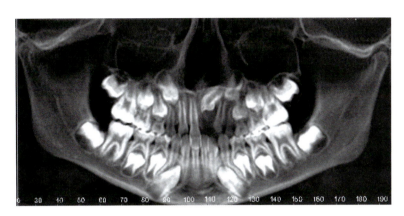

图2　全口曲面体层片

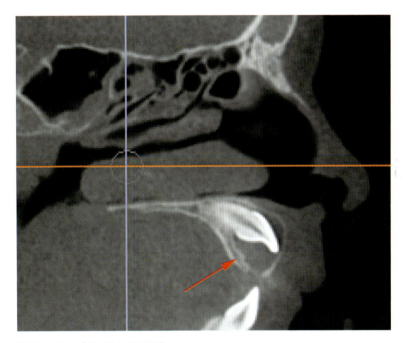

图3　左上中切牙矢状位图

## 牙源性角化囊肿

牙源性角化囊肿（odontogenic keratocyst, OKC）是一种牙源性囊肿，来源于牙板的上皮剩余。这种囊肿表现出与最常见的含牙囊肿和根端囊肿不同的生长机制和生物学行为。牙源性角化囊肿可能发生在婴儿期到老年期的各个年龄阶段；大约60%的病例出现在10~40岁的患者中。小的牙源性角化囊肿通常没有症状，只会在影像学检查中发现。大的牙源性角化囊肿可能与疼痛、肿胀和溢脓相关。从影像学角度看，牙源性角化囊肿表现为界限清楚的透射状区域，边缘光滑且常为致密骨白线。大的病变可表现为多房性。25%~40%的病例中，病变会涉及未萌牙。牙源性角化囊肿与痣样基底细胞癌综合征有关。治疗方法是摘除囊肿，同时彻底刮净残余囊壁及子囊。与其他牙源性囊肿不同，牙源性角化囊肿在治疗后往往会复发。许多外科医生建议对骨腔进行外周截骨术以减少复发的频率[91]。

一位16岁的女性患者于牙科诊所进行首次检查。上次口腔检查是18个月前。患者无任何不适症状，但自述右上颌"长了个东西"，可以用舌头感觉到"肿物凸起"，无疼痛不适（图1、图2）。

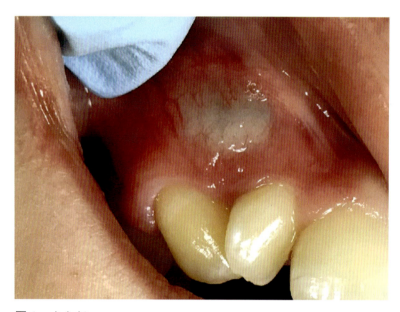

图1　右上颌

牙源性囊肿：非炎症性

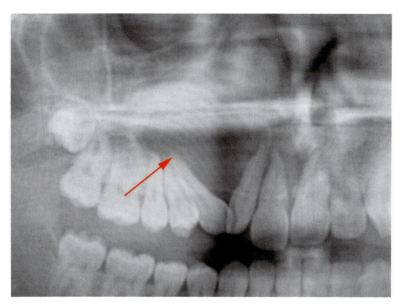

图 2　全口曲面体层片截图

患者 17 岁，女性，去看牙医，进行复诊。上次检查约 5 年前，由另一名医生进行。患者自述无任何症状。无明显疼痛不适（图 3～图 6）。

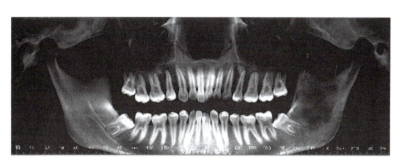

图 3　CT 重建后的全口曲面体层片

97

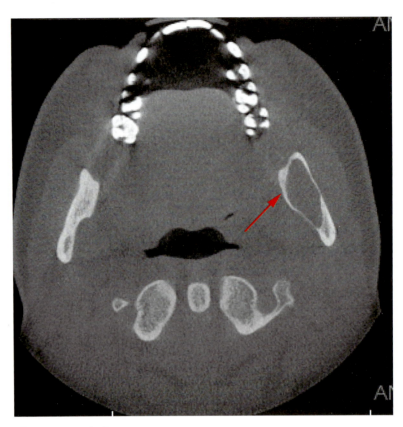

图 4　CBCT 轴位

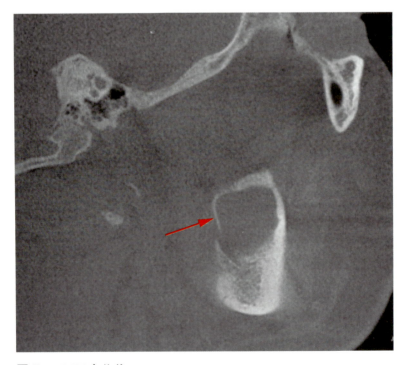

图 5　CBCT 矢状位

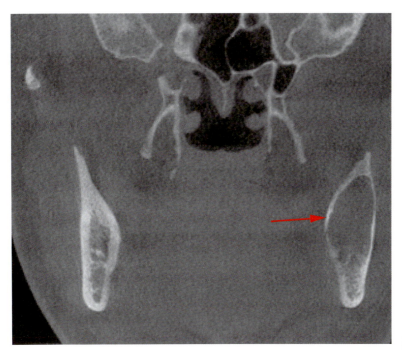

图6 CBCT冠状位

一名6岁半的男孩来牙科诊所进行定期复诊检查，上次复诊是8个月以前。患者无明显症状，父母也没有反映任何问题（图7、图8）。

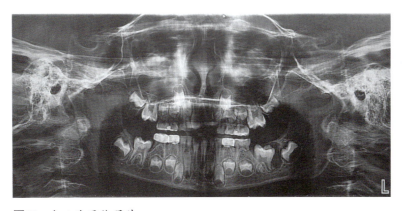

图7 全口曲面体层片

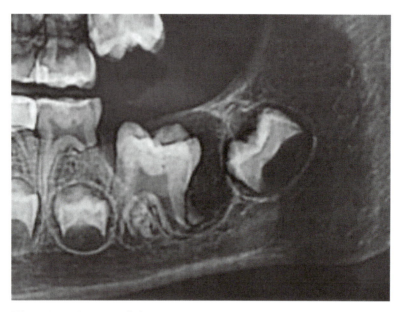

图 8　全口曲面体层片截图

一名最近移民到美国的 15 岁女孩，到儿童口腔诊所就诊，主诉左脸肿胀，无疼痛或牙关紧闭。否认发热史。否认外伤史。无吞咽困难。患者母亲告诉医生，她的肿胀大约是 6 个月前开始的，且逐渐加重。否认明显相关既往病史（图 9～图 11）。

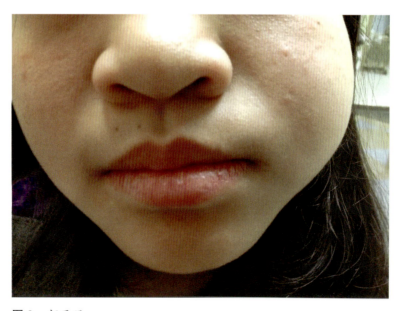

图 9　颜面照

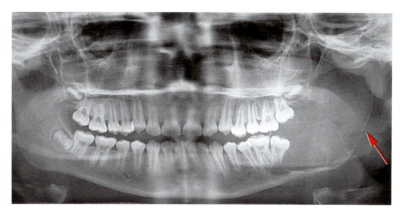

**图 10** 全口曲面体层片

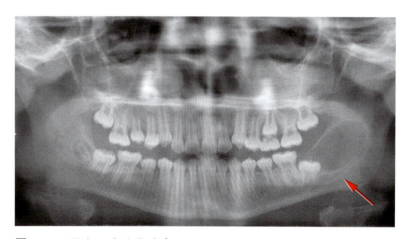

**图 11** 既往全口曲面体层片

患者是一名健康的9岁女孩。她来找她的儿牙医生做每半年一次的复查。她没有明显的症状，只是近3周她的左脸有轻微的不适感，咀嚼时不适感尤为明显。否认近期外伤史。最近一次口腔复诊是在10个月前，当时无不适（图12~图15）。

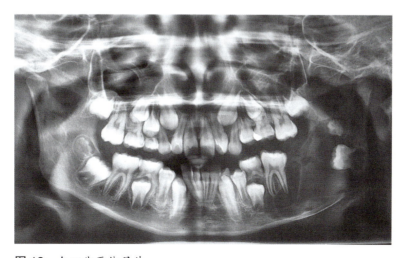

**图 12** 全口曲面体层片

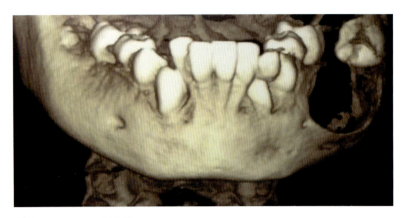

图 13　CBCT 下颌骨

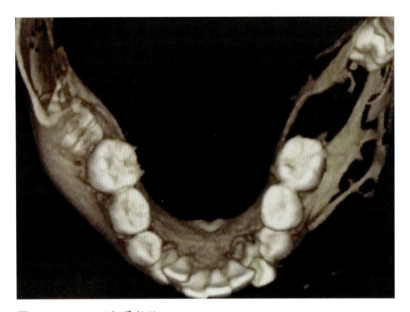

图 14　CBCT 下颌骨轴位

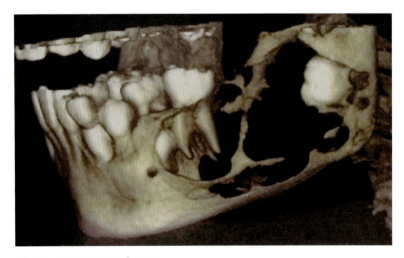

图 15　CBCT 下颌骨侧位

患者10岁，女性，去看儿牙医生进行定期复查。上一次检查是在3年前，由另一位口腔医生进行。大约13个月前，患者开始主诉有面部肿胀和右侧面部的疼痛。患者母亲带其去看主治医生，医生诊断为中耳炎，并使用了抗生素进行治疗，治疗后面部疼痛得到了部分缓解。否认其他病史（图16~图19）。

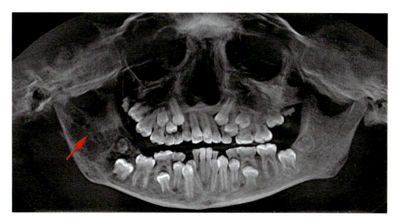

图16　全口曲面体层片

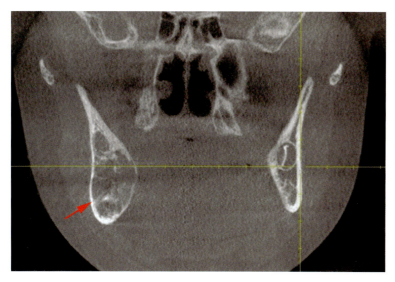

图17　CBCT 冠状位

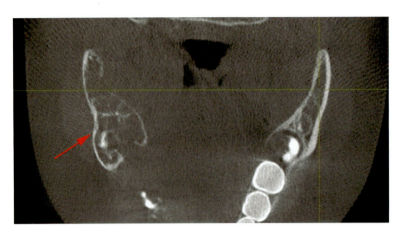

图 18　CBCT 轴位

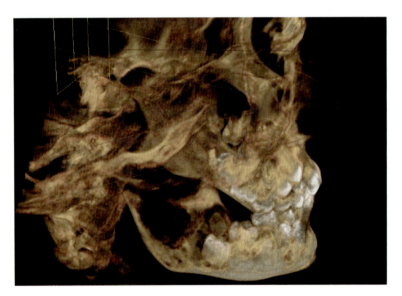

图 19　CBCT 三维重建

# 牙源性囊肿：炎症性

## 颊分叉囊肿

颊分叉囊肿（buccal bifurcation cyst，BBC）是一种炎症性的牙源性囊肿，通常发生在第一或第二乳磨牙的颊侧区域，又称青少年牙周囊肿。世界卫生组织将颊分叉囊肿归类为"腮腺囊肿"，并认为是"下颌骨感染性颊囊肿"。颊分叉囊肿好发于5~13岁的儿童。鉴别诊断包括嗜酸细胞肉芽肿、根侧牙周囊肿、单纯骨囊肿和骨膜炎。通常情况下，可以通过临床和影像学特征将颊分叉囊肿与其他疾病区分开来。颊分叉囊肿常见于第二乳磨牙。通常可以观察到牙齿萌出延迟和患处肿胀。在一些病例中，可观察到部分牙齿萌出伴牙冠颊向倾斜和深牙周袋。从影像学上看，颊分叉囊肿的特点是有一个明确的透射区域，且常在受累牙齿的根部周围有骨皮质化表现。大部分情况下，病变周围的硬骨板不受影响。该囊肿目前首选的治疗方法是手术切除病损区域[92-95]。

患者8岁，女性，与母亲一起去看儿牙医生，复诊。病史显示，患者有自闭症，日常服用氟西汀，无过敏史。上一次的儿童口腔科就诊经历是在1年以前。患者于5岁时曾在全身麻醉下进行了全口牙修复治疗（图1、图2）。

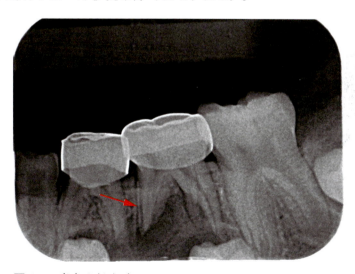

图1　8岁患儿根尖片

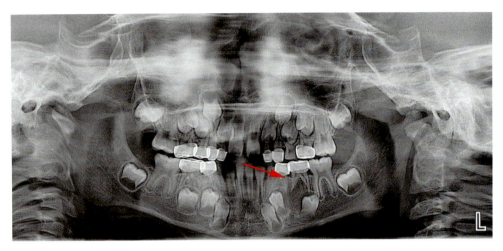

图2　8岁患儿全口曲面体层片

患者8岁,男性,在其母亲的陪同下到儿童口腔科进行复诊。患者否认系统疾病史,否认过敏史及药物服用史。专科检查(口内和口外)结果属于正常范围。上一次儿童口腔科就诊是在8个月以前。左下颌第二乳磨牙曾行活髓切断术及金属预成冠修复,无不适。医生建议拍摄全口曲面体层片(图3)。

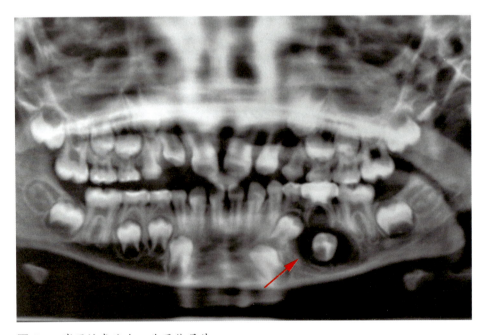

图3　8岁男性患儿全口曲面体层片

牙源性囊肿：炎症性

　　一名8岁半的男性患者因X线片上左下颌骨无痛性的透射影来到口腔颌面外科。最初，该患者由一位儿牙医生接诊并拍摄了全口曲面体层片（图4），经评估后转诊至口腔颌面外科。

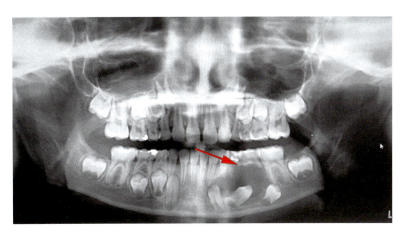

图4　全口曲面体层片

## 根尖周囊肿

根尖周囊肿（radicular cyst，RC）是最常见的炎症性囊肿，源于牙周膜内的上皮残余增生，是牙髓慢性炎症的结果。大多数 RC 发生于死髓牙的根尖。在某些情况下，因为副根管的存在，囊肿的位置会出现在侧方。除急性炎症，RC 通常没有明显症状。大多数的根端囊肿生长缓慢。经过几年时间，RC 可能消退、保持静止或增大。在口腔病理组织学进行活检的样本中，RC 约占 17%，是最常见的牙源性囊肿。在影像学表现上，根端囊肿呈透射影，边界清晰，周围有骨皮质包绕。在某些情况下，RC 与牙齿移位和牙根吸收有关。治疗方案由病变范围、病变与解剖结构的关系、病变的临床特征、患者年龄和全身状况等因素所决定。根管治疗是一种可供选择的保守治疗方案，但在较为严重的病例中，根管治疗通常是无效的，建议进行手术减压或造袋术[81]。

一名 17 岁的男性在口腔正畸科进行每月一次的定期检查。无主诉症状（图1、图2）。

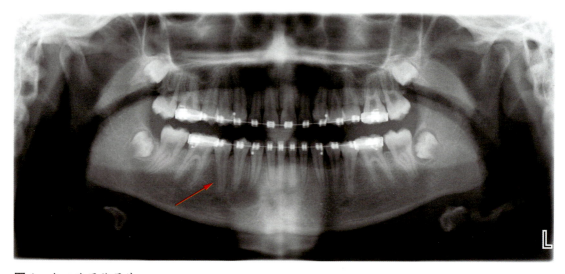

图1　全口曲面体层片

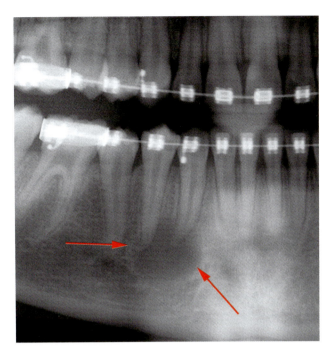

图2 全口曲面体层片，右侧截图

# 良性肿瘤

## 间叶性牙源性肿瘤

### 成牙骨质细胞瘤

成牙骨质细胞瘤是一种良性肿瘤，起源于成牙骨质细胞的牙源性间充质。成牙骨质细胞瘤较为罕见，约占所有牙源性肿瘤的1%，多发于下颌骨，并通常出现在前磨牙区域。女性中更常见。成牙骨质细胞瘤平均发病年龄是10~20岁。从影像学来看，成牙骨质细胞瘤是非透射性的、密度均匀、边界清楚的团块，其周围有一透光区环绕。主要的影像学特征为病变与受累牙齿的根尖相连接。在临床上，成牙骨质细胞瘤常伴有肿胀，在某些情况下，会有轻至中度疼痛。乳牙受累罕见。

从组织病理学的角度来看，成牙骨质细胞瘤是由具有若干嗜碱性反转线的牙骨质样组织和具有成牙骨质样细胞的纤维血管组织组成。成牙骨质细胞瘤的鉴别诊断包括牙瘤（不与根尖相连）、致密性骨炎（不附着于根尖且与牙髓损伤相关）和牙骨质增生。成牙骨质细胞瘤的治疗方式是外科手术，包括拔除累及的牙齿。该病预后良好[35]。

患者12岁，男性，因右下颌骨不明原因疼痛3~4个月，到儿童口腔科就诊。否认明显相关既往史。否认过敏史（图1、图2）。

良性肿瘤

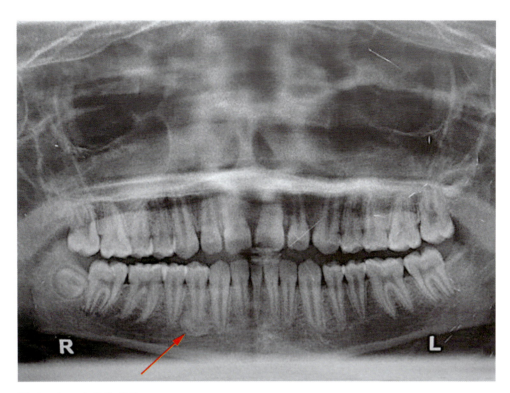

图1 全口曲面体层片

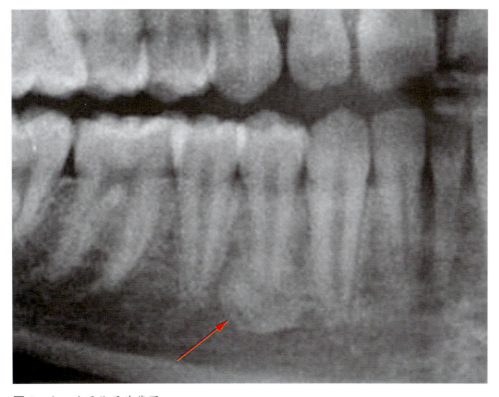

图2 全口曲面体层片截图

111

## 上皮和间质的混合性牙源性肿瘤及赘生物

### 成釉细胞纤维瘤

成釉细胞纤维瘤是来源于牙源性上皮和间叶组织的肿瘤,为混合性牙源性肿瘤。其他混合性牙源性病变,如成釉细胞纤维牙瘤和牙瘤,与成釉细胞纤维瘤在临床、影像学和组织学方面有一些相似之处。一般来说,成釉细胞纤维瘤较为罕见,约占牙源性肿瘤的2%。成釉细胞纤维瘤在儿童和青少年时期比较常见,患者几乎都是20岁以下,男性稍多于女性。到目前为止,最常见的位置是下颌磨牙区,其次是上颌磨牙区。患者往往表现为下颌的无痛性肿胀,病变可能影响该部位牙齿的正常萌出。病变通常与埋伏牙相关。从影像学角度看,成釉细胞纤维瘤是单房性病变,界限清晰,有皮质骨包围,可能会出现膨胀性生长。通常可以观察到牙齿移位。显微镜下,成釉细胞纤维瘤是由似牙乳头的结缔组织和星网状层组成。手术切除是首选的治疗方法,复发率很低。有研究报道,在一些病例中,成釉细胞纤维瘤会恶变为成釉细胞纤维肉瘤[96-98]。

一名10岁的男性,因右脸渐进性、无痛性不对称生长,由儿牙医生转诊到口腔外科。患者在父亲陪同下就诊。父亲向口腔外科医生说明,大约6月前,他注意到儿子的右脸肿胀。他带他的儿子去看口腔全科医生,经其介绍又来到儿牙医生处。儿牙医生拍摄全口曲面体层片(图1)和后前位片。看完片子后,儿牙医生立即把患者转给了口腔外科医生。

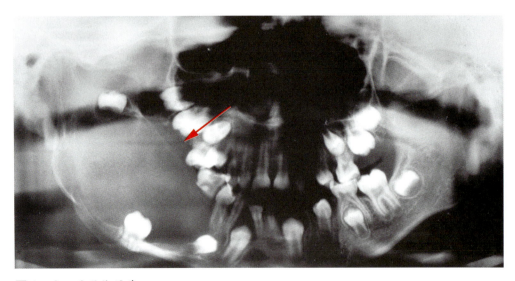

图1 全口曲面体层片

良性肿瘤

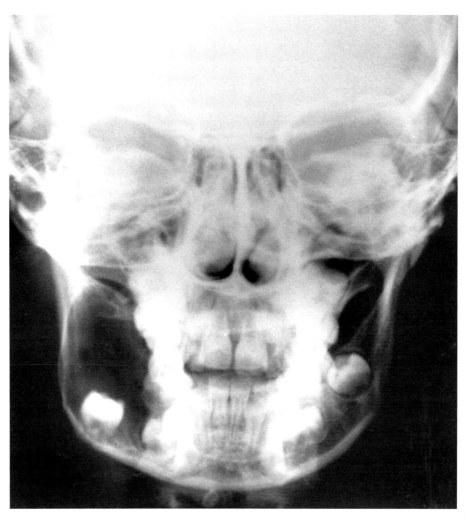

图2 后前位片

一名 4.5 岁的女孩全麻下于手术室进行全口牙齿修复治疗。否认明显相关既往史。否认用药史。否认过敏史。口外检查正常。口内检查正常，但有几颗牙齿龋坏，85 未见（55、65 和 75 牙完全萌出）。85 牙冠周围有一透射区，远端延伸到 46（图 3、图 4）。

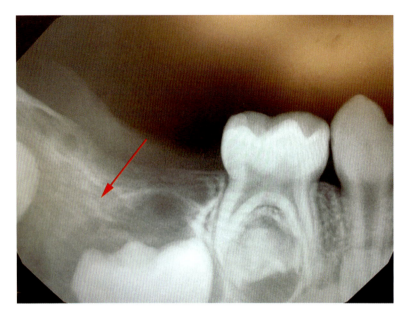

图 3　根尖片

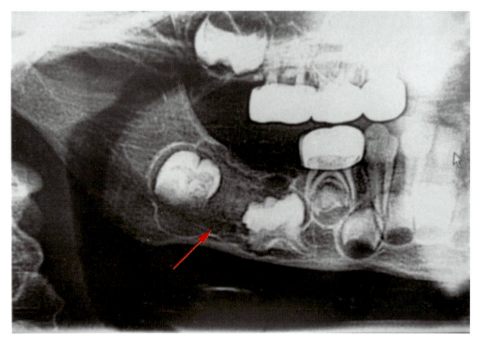

图 4　全口曲面体层片截图

## 成釉细胞纤维牙瘤

成釉细胞纤维牙瘤（ameloblastic fibro-odontoma，AFO）是一种罕见的牙源性肿瘤。它属于混合性牙源性肿瘤的一种。据报道，在所有牙源性肿瘤中，其发病率为0~4%。成釉细胞纤维牙瘤多见于年轻人（20岁之前），也可见于高龄老人，无性别差异。肿胀和牙齿迟萌是成釉细胞纤维牙瘤的典型症状。在临床上，成釉细胞纤维牙瘤表现为无痛性肿胀，好发于下颌骨或上颌骨的后方。从影像学的角度来看，大多数成釉细胞纤维牙瘤是呈透射性，单房，边界清晰，大多数病变与一颗或数颗未萌牙相关，通常为恒牙，多见于第一恒磨牙和第二恒磨牙，也可见于乳牙。病变通常位于牙冠部。皮质骨板的穿孔不常见。病变大小通常为1~14cm，中等大小为3cm。从组织病理学角度来看，成釉细胞纤维牙瘤由牙源性上皮岛组成，其嵌入了富含细胞的外胚层间充质，类似于牙乳头[99]。

成釉细胞纤维牙瘤的治疗可选择保守的手术方法，复发罕见但也有报道。大多数外科医生都认为，为了避免复发，必须去除相关的牙胚[81]。

一名13岁的女性因左下颌骨肿胀而到口腔科就诊。上一次口腔检查是在3年前。患者自述在过去的6个月中，她发现左下颌骨有轻微的肿胀。无明显疼痛。否认有感觉异常或麻木。相关检查见图1、图2。

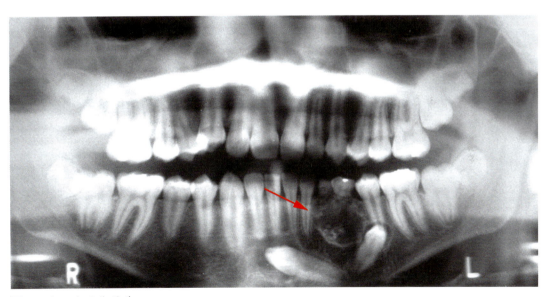

图1 全口曲面体层片

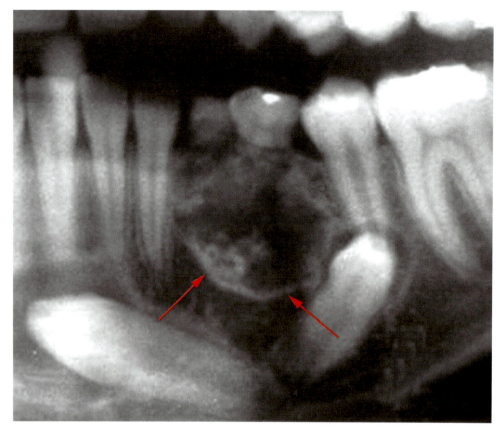

图 2　全口曲面体层片截图

## 组合性牙瘤

牙瘤是最常见的牙源性肿瘤。牙瘤可分为组合性和混合性。组合性牙瘤是由多个小的牙状结构组成。混合性牙瘤由釉质和牙本质的混杂团块组成，与正常牙齿没有解剖学上的相似性。大多数牙瘤在 20 岁前被发现，诊断时的平均年龄是 14 岁。大多数牙瘤完全没有症状，是通过常规的影像学检查发现的。治疗方法通常是简单的局部切除[100]。

患者是一名健康、有活力的 8 岁男孩，到儿童口腔科进行定期的口腔检查。患者主诉无不适。作为定期口腔检查的一部分，医生要求其拍摄根尖片（图 1）。

良性肿瘤

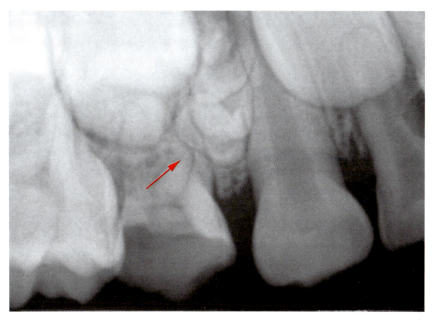

**图1** 根尖片

患者是一位身体健康、有活力的11岁女孩，非裔美国人，来找口腔全科医生做定期检查。患者主诉无不适。作为定期口腔检查的一部分，医生要求其拍摄全口曲面体层片（图2）。

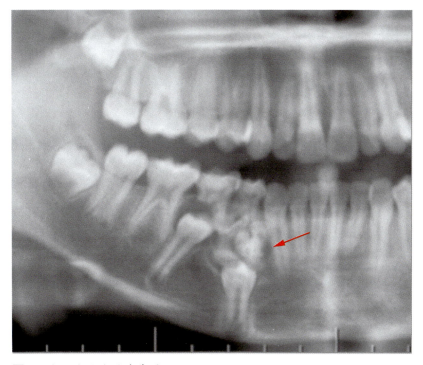

**图2** 全口曲面体层片截图

## 混合性牙瘤

牙瘤是常见的牙源性肿瘤，被分为组合性牙瘤和混合性牙瘤。混合型牙瘤较组合型更少见。这种肿瘤偶尔会变大，导致骨质扩张，继而出现面部不对称。牙瘤可定义为一种在影像学和组织学上含有成熟的牙釉质、牙本质、牙骨质和牙髓组织的肿物。所有这些成分都有不同程度的分化。

在某些情况下，牙瘤会干扰恒牙的正常萌出。男女患病率没有明显差异，好发于10~20岁，在对未萌出的恒牙进行常规检查时发现。牙瘤约占所有牙源性肿瘤的20%。从影像学上看，混合型牙瘤表现为阻射性的结节状物质，通常无典型的牙结构。在组织学上，混合型牙瘤的特点是由未成熟的管状牙本质构成的团块，牙本质包绕着类牙样空腔结构。影细胞在混合性牙瘤中较为常见。治疗方法常选择手术切除，然后进行组织病理学分析以明确诊断[101]。

一名8岁的女孩在其父母的陪同下来看牙医。她的主诉是"左下少了一颗牙齿"。患者上一次口腔检查是在2年前。当时的体检结果显示无明显异常（图1）。否认既往史。

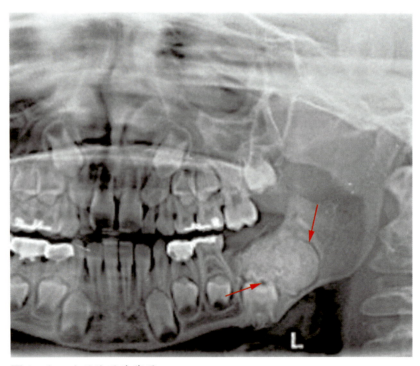

图1　全口曲面体层片截图

患者10岁，男，与他的母亲一起来看牙医，进行复诊（图2）。既往有哮喘和皮肌炎病史。否认过敏史。否认长期用药史，只是根据需要使用了吸入性药物（类固醇）。

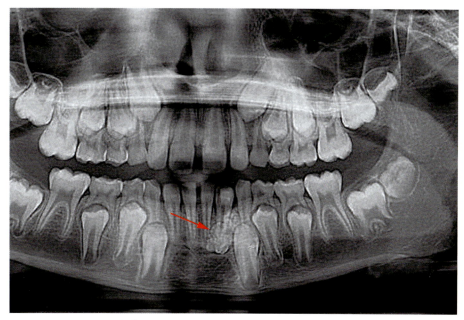

图2　全口曲面体层片截图

一名7岁的患者，来看他的牙医，进行常规复诊（图3、图4）。既往有哮喘病史。他每天都在服用吸入式类固醇和β受体激动剂。

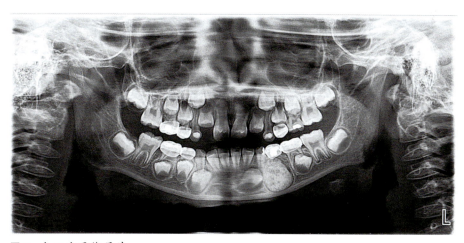

图3　全口曲面体层片

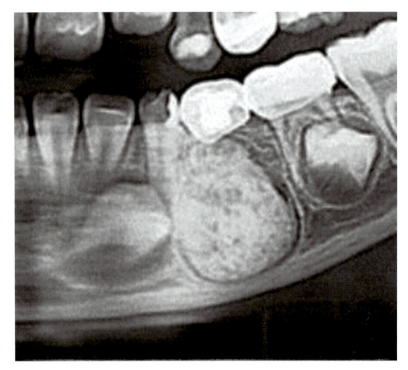

图4 全口曲面体层片截图

一位16岁半的女性因左上颌骨有阻射性病变而到口腔外科就诊。患者自述未感到疼痛。3个月前，因为龋坏而拔掉了几颗牙齿。拔牙的医生在全口曲面体层片（图5）上看到了一块阻射性区域，并将其转诊至口腔外科进行评估和治疗（图6~图8）。

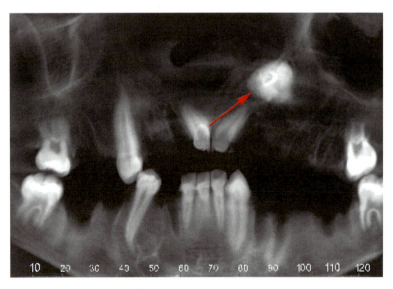

图5 全口曲面体层片截图

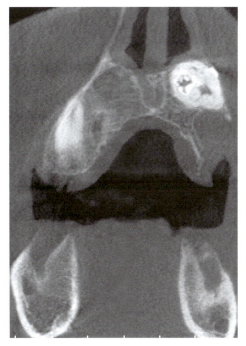 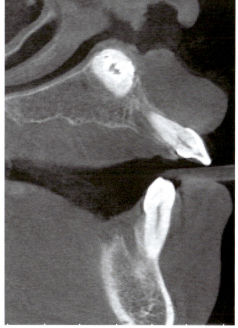

图 6　CBCT 冠状位　　　　图 7　CBCT 矢状位

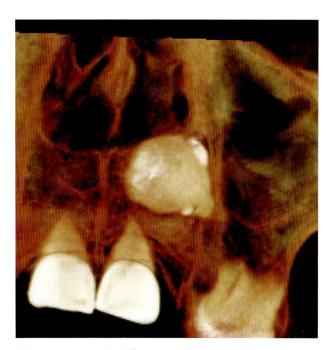

图 8　CBCT 三维重建

## 间充质肿瘤和赘生物

### 致密骨岛(特发性骨硬化症)

致密骨岛或特发性骨硬化是指骨骼中放射性阻射影增强的区域。病因不明,与任何炎症性、异型增生、肿瘤性或全身性疾病无关。文献中存在骨瘢痕、密集骨岛、内生骨疣和局灶性根尖周骨硬化病这几个类似的术语,都指的是相同的病变。

大多数特发性骨硬化症发生在10~20岁。病变通常静止,但也有报道称病变会缓慢增长。该病变无症状,与皮质扩张无关,常在影像学检查中发现。大多数患者病变位于下颌骨后部,最常见的区域是第二前磨牙和第一磨牙区。

从影像学来看,病变的特征是位于牙根周围,边界清晰,阻射影,非皮质区域。牙周膜间隙通常不受影响,但有时根周膜间隙难以看清,牙根吸收或牙齿移位罕见。病变通常无须治疗,建议定期进行影像学检查[81]。

一名13岁男孩去看口腔全科医生,进行定期复诊。他没有任何不适,上次就诊是在16个月前。过去16个月内无创伤史或牙痛史。患者既往有哮喘病史,根据需要使用沙丁胺醇吸入器,病情控制良好。他最后一次使用吸入器是在1年多以前。检查见图1、图2。

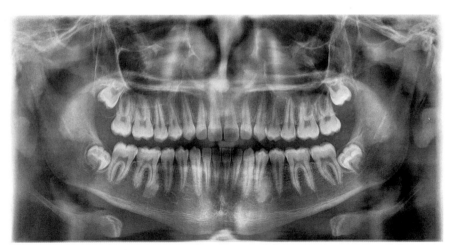

图1 全口曲面体层片

良性肿瘤

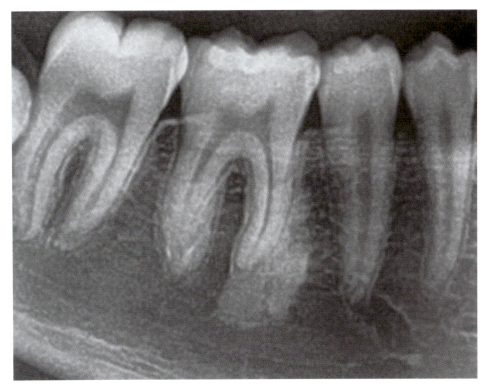

图2 全口曲面体层片截图

患者16岁，男性。他正在儿童口腔科进行首次评估（图3）。他最近和家人一起从欧洲搬来。这是他第一次在美国看牙医。

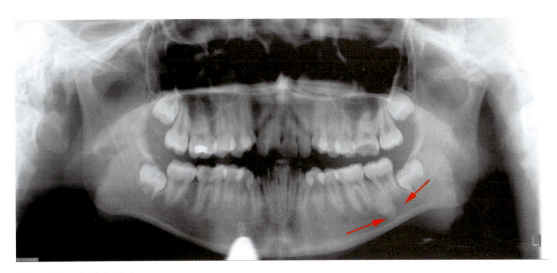

图3 全口曲面体层片

一名15岁的女性患者正在牙科诊所,进行复诊(图4、图5)。患者无症状。上一次复诊在2年前。

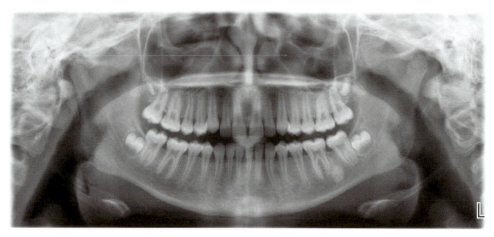

图4 全口曲面体层片

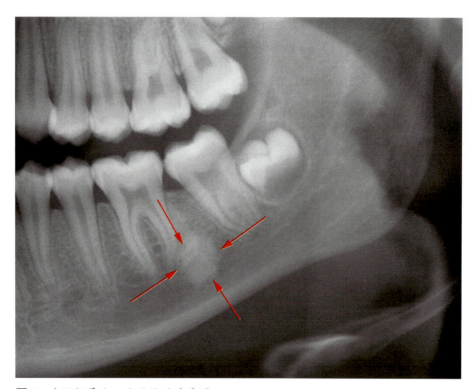

图5 左下颌骨全口曲面体层片截图

# 牙源性上皮瘤

## 单囊型成釉细胞瘤

成釉细胞瘤是一种良性肿瘤，起源于牙源性上皮细胞。单囊型成釉细胞瘤表现为囊性病变，在临床和影像学上与牙源性囊肿相似。成釉细胞瘤具有局部侵袭性和浸润性。约占所有颌骨囊肿和肿瘤的1%，也是第二常见的牙源性肿瘤。镜下见部分囊腔内衬成釉上皮，肿瘤伴或不伴腔内生长，或浸润纤维组织囊壁。单囊型成釉细胞瘤多见于青少年患者。治疗多为摘除术，在某些情况下可行病变减压术。预后良好，可能与包裹病变的纤维囊边界清晰有关。摘除术后的复发率为10%~30%。长期随访对于发现潜在的复发至关重要[102]。

患者10岁，女，由家庭口腔医生转诊到儿牙诊所，主诉为"口腔溃疡"。否认发热史。否认外伤史。患者未提及吞咽困难。她既往有严重的乳糖过敏病史。检查见图1、图2。

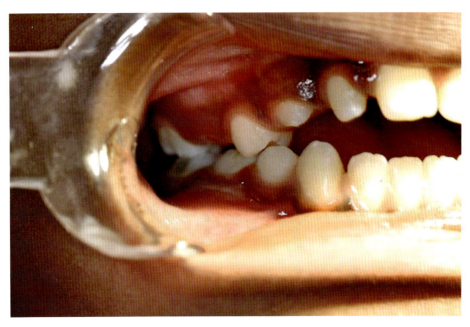

图1 口内照

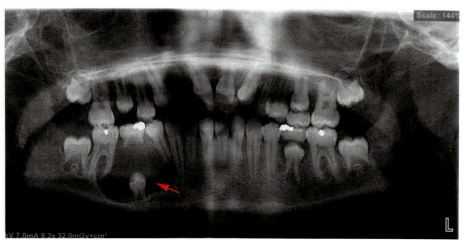

图2 全口曲面体层片

## 成釉细胞瘤

　　成釉细胞瘤是一种起源于牙源性上皮的肿瘤，具有持续性局部侵袭性和攻击性，但生长特征为良性。它起源于牙板或成釉器的残余上皮。成釉细胞瘤在男性中略多，大多数患者年龄在20~50岁，也可见于年轻患者。成釉细胞瘤生长缓慢，通常无症状，尤其是在早期阶段。据报道，95%未经治疗的成釉细胞瘤主要表现为面颊、牙龈或硬腭肿胀。大多数成釉细胞瘤发生在下颌骨的磨牙-下颌升支区。成釉细胞瘤通常界限清晰，具有清晰的皮质边界。影像学上，成釉细胞瘤内部结构不同，有的完全透光，有的混合有骨间隔，从而产生"肥皂泡"的影像外观。成釉细胞瘤导致牙根吸收和牙齿移位。最常见的治疗方法是手术切除[81,103]。

　　患者5岁，男性，因右侧面部轻度至中度肿胀而去看儿牙医生。父母提到3~4周前他们发现患者面部出现不对称，否认发热及疼痛。检查见图1、图2。图3为手术标本。

良性肿瘤

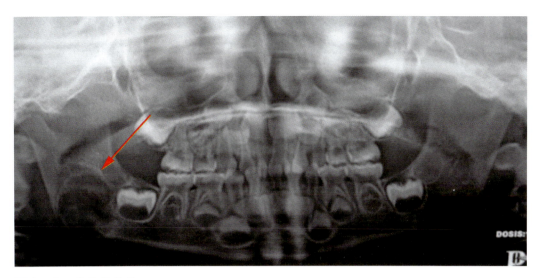

图1 全口曲面体层片

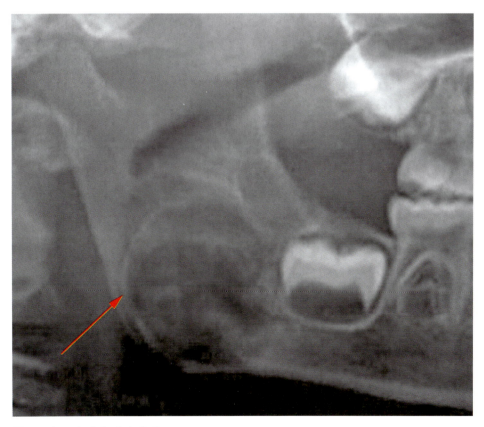

图2 全口曲面体层片截图

127

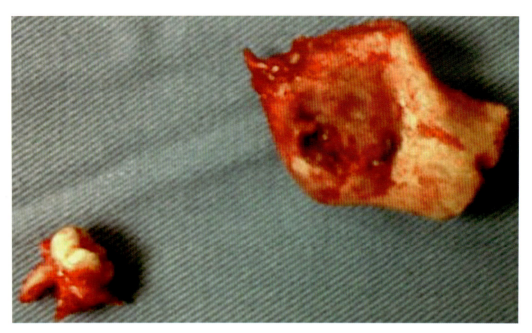

图3 手术标本

# 恶性肿瘤

## 朗格汉斯细胞组织细胞增生症

组织细胞增生症是一组罕见的疾病，在受累的组织中可见单核巨噬细胞系统。这些细胞（嗜酸性粒细胞、淋巴细胞、浆细胞和多核巨细胞）将与增生的组织细胞一起出现。病变中存在的特定组织细胞已被鉴定为朗格汉斯细胞。因此命名为朗格汉斯细胞组织细胞增生症（Langerhans cell histiocytosis, LCH），也被称为组织细胞增生症 X、嗜酸性肉芽肿等。LCH 的临床病理学谱包括单细胞性或多细胞性肉芽肿、慢性播散性组织细胞增生症（一种涉及骨骼、皮肤和内脏的疾病）和急性播散性组织细胞增生症（皮肤、内脏和骨髓受累）[104]。

大多数 LCH（接近50%）发生于15岁以下儿童，无性别差异。从影像学角度来看，骨病变（单发或多发）是最突出的特征。病变可在包括下颌骨在内的任何部位出现。病变界限清晰，无皮质，外观呈"穿孔"状。最常见的区域是下颌后部。在某些情况下，影像学表现与重度牙周炎相似。如果病变突破骨组织就会出现黏膜病变。从组织病理学角度来看，病变表现为类似组织细胞的、大的、浅色的单核细胞弥漫性浸润。浆细胞、淋巴细胞和多核巨细胞常见。朗格汉斯细胞的鉴定是确认诊断的必要条件。通常需要更复杂的组织学分析来鉴定这些细胞。电子显微镜评估是鉴定这些细胞的金标准[105]。

下颌骨和上颌骨的病变通常用刮除术治疗。在某些情况下，对于难以刮除的病变，可以使用放射疗法。然而，有些人担心在年轻患者中使用放射线可能会诱发细胞恶变。据报道，病灶内注射类固醇取得了部分成功。如果不存在内脏受累，则预后良好。对于播散性组织细胞增生症，化疗较为有效。对于早期即出现该疾病病变迹象的患者，预后较差。

一名4岁男孩，父母带其去看儿牙医生，患者有牙痛和牙齿松动病史。儿牙医生进行了详细的口腔检查：下颌第一和第二乳磨牙松动，触诊疼痛（图1）。他还注意到下颌骨两侧，位于第二乳磨牙后面的软组织增生。口外检查未见明显异常。否认相关既往病史。医生要求其拍摄全口曲面体层片（图2、图3）。

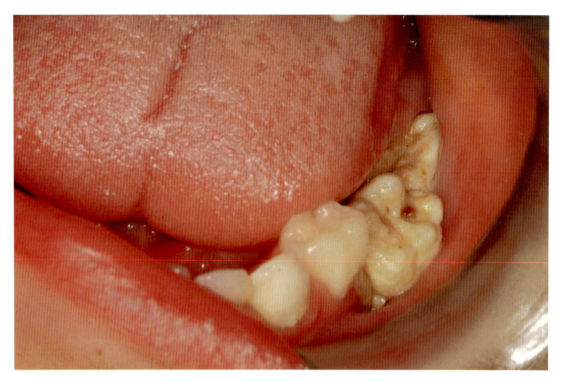

图1　左侧口内照片

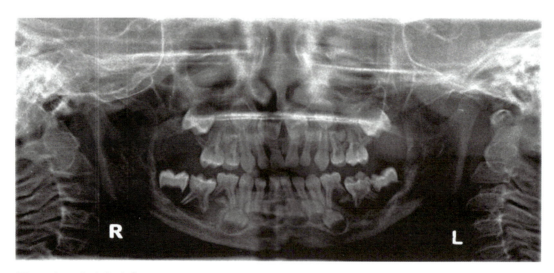

图2　全口曲面体层片

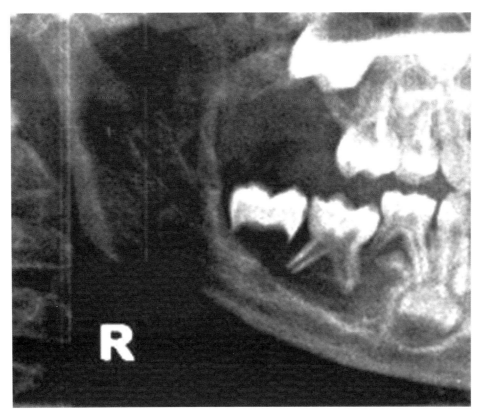

图3 全口曲面体层片截图（右侧）

## 横纹肌肉瘤

横纹肌肉瘤（rhabdomyosarcoma，RMS）是一种罕见的软组织肿瘤，来源于原始间充质中的细胞。大约35%的RMS位于头颈部，其次是眼眶、躯干和四肢、腹腔器官和泌尿生殖道。RMS是儿童最常见的软组织肉瘤。1~4岁儿童发病率较高，10~14岁儿童发病率较低，45岁后罕见，好发于女性。RMS临床表现差异较大，受病变部位、患者年龄和是否发生转移的直接影响。体征和症状包括疼痛、感觉异常、牙齿脱落和牙关紧闭等。口腔中最常见的好发部位为舌及上腭。RMS主要分为3种类型：胚胎型（约占50%）、肺泡型（约占30%）和多形型（罕见）。计算机断层扫描和具有对比度的磁共振成像是进行鉴别诊断的关键。最终诊断需要依靠组织活检和病理学检查。该疾病的治疗采用多学科联合的方法，包括手术切除肿瘤，然后进行多药物化疗，伴或不伴放疗。彻底切除肿瘤是最有利的结果。5年生存率接近85%，但这一生存率与确诊的时机有关[106]。

患者4岁，女性。因2个月来左下颌间歇性疼痛，去看耳鼻喉科医生。大约3周前，她的母亲注意到她的左侧脸部肿胀，带她去了急诊室，开了抗生素。4天后，家庭医生对患者进行了检查，诊断为中耳炎，更换了抗生素，并要求进行计算机断层扫描（图1）和磁共振成像（图2）

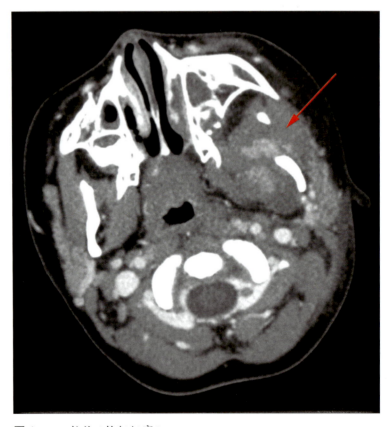

图1　CT轴位（软组织窗）

恶性肿瘤

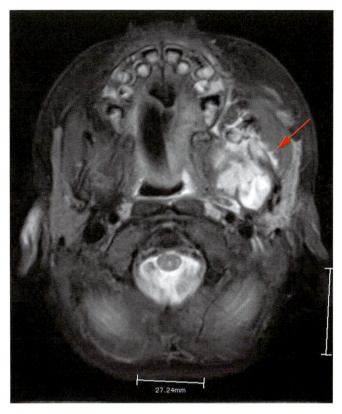

图2　MRI：T2（轴位）

患者5岁，男性，因颏部区域"生长缓慢的肿块"而被口腔全科医生转诊给儿牙医生（图3）。患者与他的祖母（不是好的病史提供者）一起就诊。显然，肿块已经存在约19个月。无明显疼痛，患者无外伤史。她的祖母（法定监护人）没有提供其他重要的病史。相关检查见图4~图7。

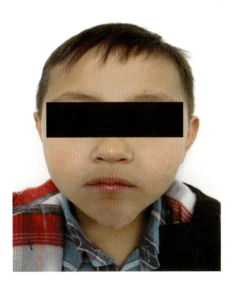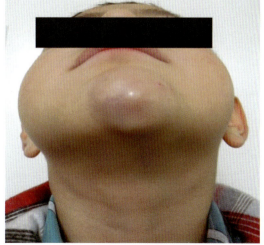

图3　颜面照

133

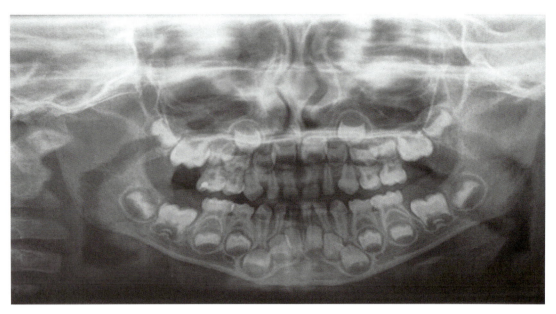

图 4　全口曲面体层片

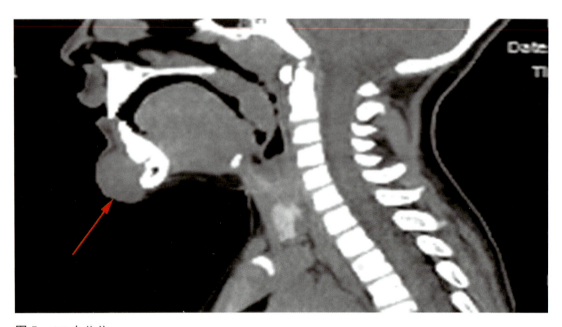

图 5　CT 矢状位

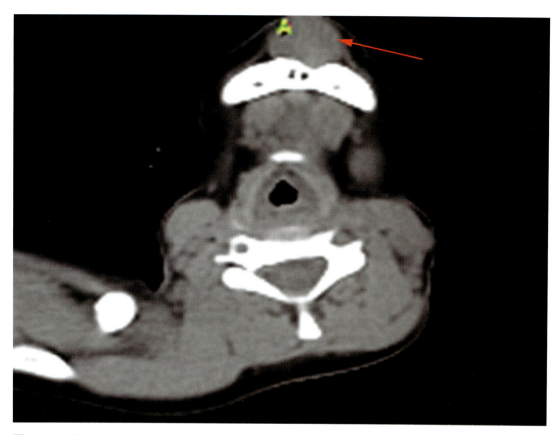

图6 CT 轴位

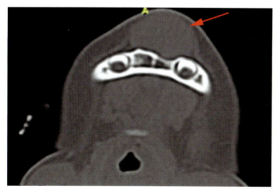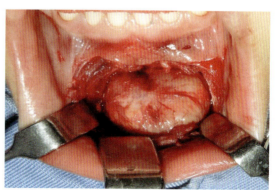

图7 CT 轴位（骨窗）与术中所见

## 尤因肉瘤

尤因肉瘤是一种恶性骨肿瘤，多见于儿童和青壮年。1921 年，James Ewing 首次描述了这种肿瘤。尤因肉瘤可能是神经外胚层衍生的，较为罕见。占骨肿瘤的 4%~10%，长骨和骨盆是最常见的发病部位。主要影响青少年和青壮年，在 5 岁之前和 30 岁之后很少见。临床上，受这种肿瘤影响的患者会出现疼痛、肿胀、感觉异常、体重减轻，有时还会有发热和贫血。尤因肉瘤具有侵袭性行为，其特征是在诊断时生长迅速，转移概率高。尤文肉瘤在白种人中更为常见。当尤因肉瘤影响头颈部区域时，下颌骨更常见。从影像学角度来看，尤因肉瘤是阻射性的，边界不清晰，无皮质。病变部位常见牙齿移位和吸收。骨膜反应是放射学的重要特征。先进的成像技术能更好地界定肿瘤，CT 是首选检查。组织病理学表现为纤维血管间质中分散的小圆细胞群。细胞表现出细胞质稀少，圆形和椭圆形的深染细胞核。疾病的治疗为多学科联合治疗，包括手术治疗、放疗和化疗。多学科治疗可改善疾病预后和 5 年生存率（75% 的病例）。若诊断后几个月内出现血行播散和肺转移，则远期预后较差[81]。

患者 7 岁，女性，因左侧面部疼痛和肿胀与其父母一起去看口腔外科医生。最初，该患者是由一位口腔全科医生进行检查（图 1、图 2）。疼痛和肿胀至少存在 1 个月。她的父母认为疼痛与龋齿有关。

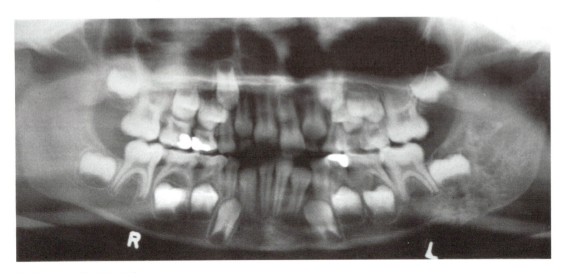

图 1　全口曲面体层片

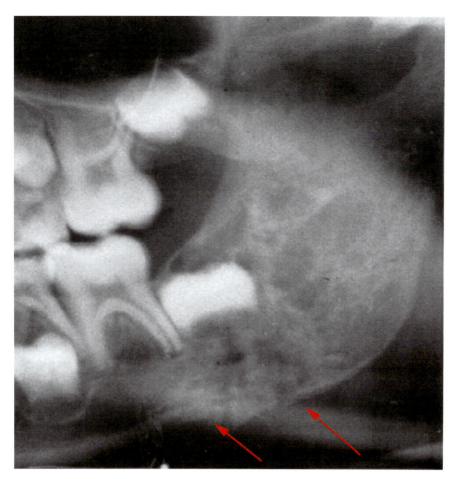

**图2** 全口曲面体层片截图（左侧）

## 间叶性软骨肉瘤

间叶性软骨肉瘤（mesenchymal chondrosarcoma, MC）是一种罕见的肿瘤。从组织学角度来看，MC 有 4 种不同的类型：Ⅰ级、Ⅱ级、间叶型和黏液型。间充质型是最具侵袭性的，因为它倾向于在更深的组织中生长。头颈部 MC 最常发生在 30~60 岁。头部和颈部区域均有骨和骨外病变的报道。这种肿瘤女性多于男性。MC 的临床表现取决于肿瘤的位置和大小。它们通常表现为无痛性肿胀，导致面部畸形和错𬌗畸形。在面部骨骼区域中，颌骨最常受累，且上颌骨更常见。在下颌骨中，最常见的位置是前磨牙区，但也可能涉及正中联合、冠状突和髁突。

下颌骨 MC 的 X 线表现通常是透射性的，病灶内有阻射性区域。病变内常观察到解剖结构以及牙齿的移位。切取活检有时可能无法确保提供最终诊断所需的足够证据，并且通常被误诊为牙源性纤维瘤、软骨黏液样纤维瘤、纤维肉瘤和血管肉瘤。诊断所需的重要显微特征包括大量未分化肿瘤细胞的双形态外观，具有明显的小细胞群转变为卵圆形、梭形细胞和软骨样分化的多灶性区域。

理想的治疗方法是广泛的手术切除、化疗和放疗。病变位于下颌骨时，建议进行局部广泛切除，切除范围在正常组织内 2~3cm。MC 的预后很差，因为该病灶具有较高的晚期复发倾向，可见局部复发或通过血行途径转移。肺是最常见的转移部位。颅面部 MC 的 5 年生存率为 40%~60%[81]。

一名 18 岁女性患者因左下颌疼痛和间歇性肿胀而到牙科诊所就诊。上一次口腔检查是在 2 年前由另一位口腔医生进行的。患者告诉医生，在过去的 6 个月中，她的左下颌后部有间歇性疼痛，疼痛不能明确定位，并且与其他症状无关。无明显感觉异常或麻木。未使用任何方法缓解疼痛。相关检查见图 1、图 2。

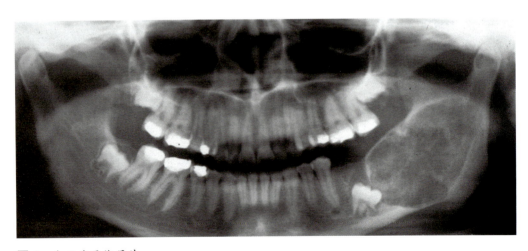

图 1　全口曲面体层片

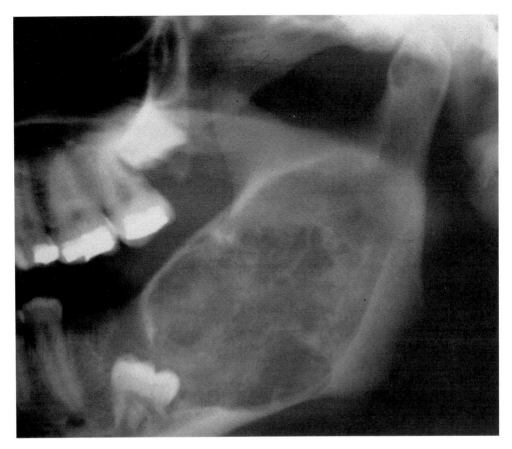

图2 全口曲面体层片截图

## 淋巴母细胞淋巴瘤

口腔淋巴瘤较为罕见,通常表现为骨内病变,最常见的是弥漫性大 B 细胞型,该病是一种常见的恶性疾病。淋巴瘤在儿童中是仅次于白血病和中枢神经系统肿瘤的第三大常见恶性疾病类型。根据病理类型,淋巴瘤分为两大类:霍奇金淋巴瘤(Hodgkin's lymphoma, HL)和非霍奇金淋巴瘤(non-Hodgkin's lymphoma, NHL)。HL 和 NHL 在 20 岁以下儿童和青少年中的患病率相近。在儿童中最常见的 NHL 类型是伯基特淋巴瘤、淋巴母细胞淋巴瘤和间变性大细胞淋巴瘤。淋巴母细胞淋巴瘤是未成熟 B 细胞的肿瘤。大约 2% 的淋巴瘤是淋巴母细胞淋巴瘤。使用强化化疗可改善预后[107]。

患者 5 岁,男性,因面部无痛性进行性肿胀(最近 4 个月)去看儿牙医生。既往病史不详。否认外伤史。否认发热史。饮食良好。口外检查显示左侧面部明显肿胀(图 1),颈部两侧可触及多处无痛性淋巴结。患者左侧面部触诊时轻微疼痛。此外,儿牙医生观察到,在患者张口运动时,张口度减少并向左侧偏移。影像学检查见图 2~图 5,活检见图 6。

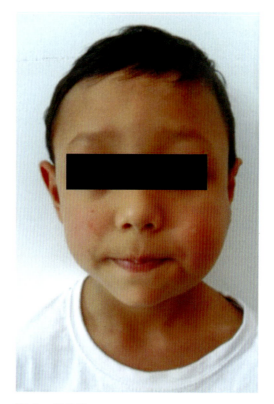

图 1  颜面照

恶性肿瘤

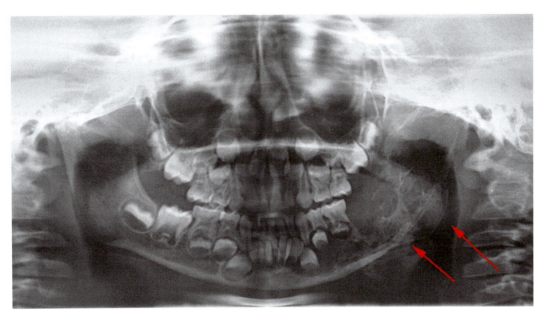

图 2　全口曲面体层片

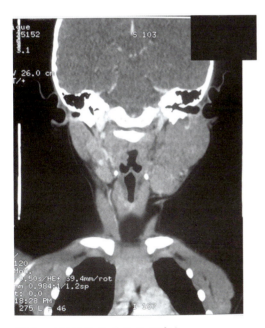 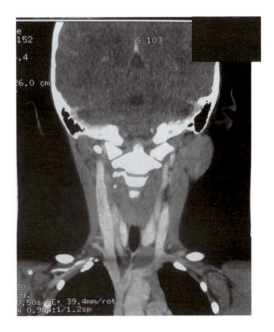

图 3　CT 冠状位（软组织窗）

141

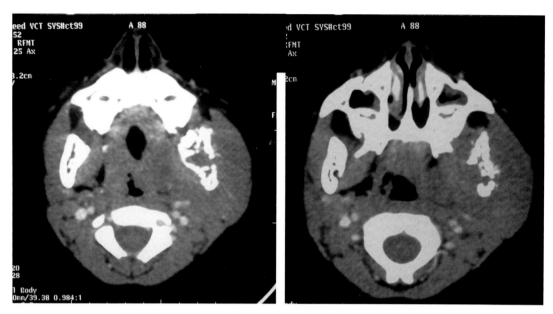

图 4　CT 轴位（软组织窗）

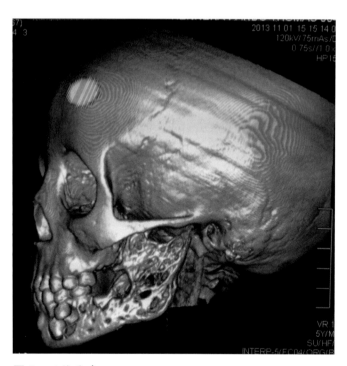

图 5　三维重建

恶性肿瘤

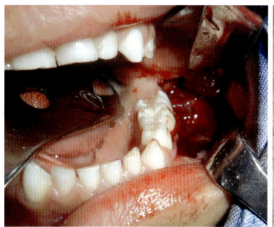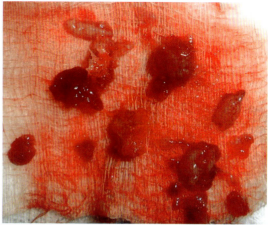

图 6　切取活检

# 牙齿异常

## 多生牙

多生牙可能与恒牙迟萌、乳牙滞留、牙齿移位、异常间隙和异常吸收有关。多生牙发生在上颌的概率大于下颌。据报道，同一家族会有几位不同成员出现多生牙。多生牙最常见的发病部位是上颌骨前部。男性比女性更容易出现多生牙。大约20%的患者会出现不止一颗多生牙。上颌和下颌多生牙多位于腭侧及舌侧。大约3/4的患者的多生牙不会萌出，需要手术切除。当摄片发现多生牙时，可以选择待牙齿萌出后进行拔牙或进行手术干预。强烈建议密切随访，观察多生牙的发育[108]。

一名10岁的女孩去看家庭牙医，进行复诊检查（图1）。

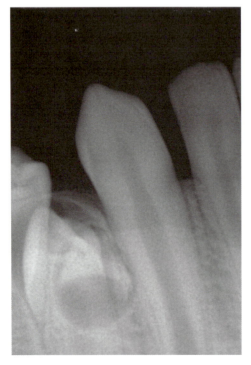

图1　根尖片

牙齿异常

一名4岁男孩到儿牙医生处进行定期口腔检查。上次检查是6个月前。无不适。既往病史不详。否认过敏史,患者未服用任何药物。口腔内外检查均未见明显异常。医生要求其拍摄全口曲面体层片(图2、图3)。

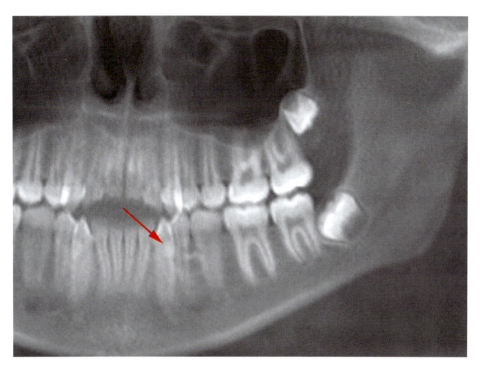

图2 全口曲面体层片截图

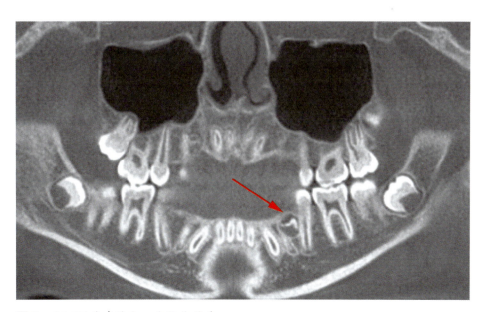

图3 CBCT重建的全口曲面体层片

145

一名健康的12岁女孩,去看口腔全科医生,进行定期口腔检查(图4)。无不适。患者上次口腔检查大约是在5年前。既往病史不详,否认过敏史,患者未有服用任何药物。

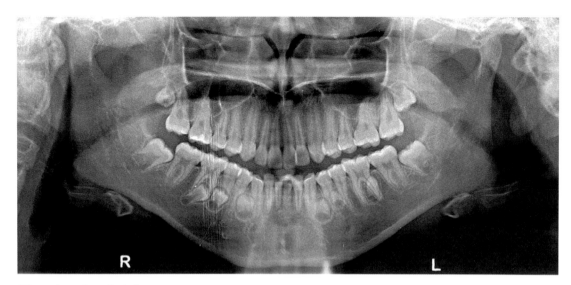

图4　全口曲面体层片

# 牙本质发育不良

牙本质发育不良（dentin dysplasia，DD）是牙本质形成中一种罕见的常染色体显性遗传病，约每十万人中就有一名患者乳牙列或乳、恒牙列会受影响。根据影像学表现，DD 分为：Ⅰ型根部牙本质发育不良和Ⅱ型冠部牙本质发育不良。牙本质发育不良Ⅰ型极为罕见，临床上牙冠外观正常。疾病的第一个表现是牙齿移动导致牙齿自发或轻微创伤后过早脱落。影像学上，牙本质发育不良Ⅰ型的特征是牙根较短或无牙根。牙髓组织被类牙本质的矿物组织所取代。根尖周病变常见，没有其他相关的病理学表现。牙本质发育不良Ⅱ型的特征是黄色、棕色、灰琥珀色、半透明的乳牙，其牙髓完全闭塞。恒牙外观正常或可能略带琥珀色。根的大小和形状正常，带有"蓟管"形的髓室，里面有髓石。在牙齿萌出前，不会发生髓腔闭塞[109]。

DD 的病理生理学尚不清楚。目前已经提出了几种假设，包括成牙本质细胞与成釉细胞的异常相互作用。从组织学的角度来看，牙釉质看似正常，而更深的牙本质层显示出非典型的管状结构，无定形，管状区域和不规则组织。由于牙根未发育完成或缺根导致牙齿过早脱落和松动，DD 患者的治疗存在巨大的挑战。最有效的治疗方法是保持良好的口腔卫生，以保持牙齿健康。越需要干预的牙齿就越有可能出现脱落。治疗因患者年龄、病变严重程度和主诉而异[110]。

患者 10 岁，男孩。因全口性和渐进性牙齿移动，由口腔全科医生转诊给儿牙医生（图 1）。

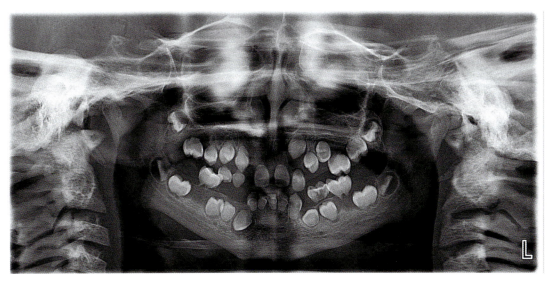

图 1　全口曲面体层片

一名15岁男孩去看口腔全科医生，进行复诊（图2）。患者最近与家人一起搬到了该地区。患者没有提及疼痛，最后一次口腔检查是在3年前。否认既往病史。

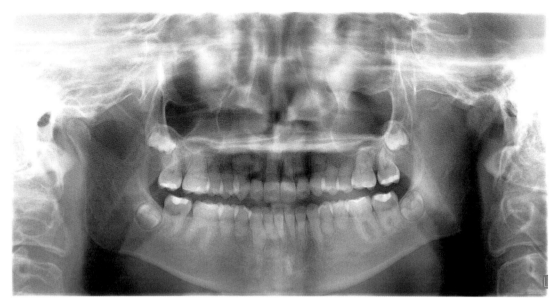

图2 全口曲面体层片

# 成骨不全

成骨不全（osteogenesis imperfecta，OI）是一种罕见的遗传性骨病，与儿童和成人的易碎（脆性）骨骼和骨折有关。已经有几个基因被确定为该病可能的致病基因；一些基因与胶原蛋白的产生有关。在 10 000 至 20 000 名婴儿中，有一名婴儿会罹患成骨不全。典型的临床表现是骨骼脆弱，可能与骨骼畸形、关节松弛和脊柱侧弯有关。根据该疾病的表型和基因型，已经提出了 OI 的几种分类（亚型）。根据表型和遗传方式，成骨不全分为 4 种亚型。最严重的亚型是 II 型 OI，表现为极度的骨脆性和多发性自发性骨折。大多数 II 型 OI 患者在 4 周岁前死亡。最常见的亚型是 I 型 OI，它与轻度至中度骨脆性有关。骨质下降和骨量减少可增加骨折风险和骨组织脆性。OI 治疗的主要目标是降低骨折和疼痛的风险。对于儿童，物理治疗和康复是避免骨折、改善承重耐受性和增加骨骼强度的关键治疗因素。

OI 的牙齿表现与牙本质牙齿生成不全的表现相似。乳牙列和恒牙列均可受累。OI 患者的牙齿颜色为蓝色至棕色半透明，比正常牙小，并且存在釉牙骨质界的收缩。与正常牙齿相比，牙根尺寸减小。此外，髓室逐渐变小，在某些情况下，可完全消失。与乳牙相比，上颌恒切牙变色不明显。此外，OI 患儿出现 III 类错𬌗畸形患病率增加，可能与上颌骨发育不全有关[111]。

患者 7 岁，男性，最近从东南亚被收养。父母决定带他去做口腔检查。他们注意到几颗牙齿蛀牙并且牙齿颜色不正常（蓝褐色）（图 1、图 2）。

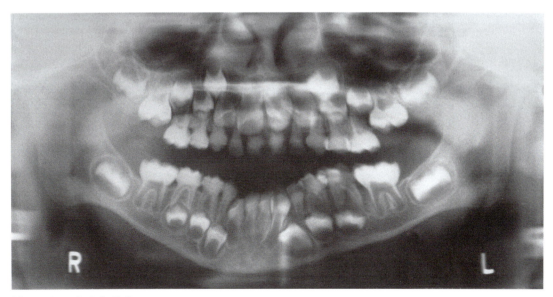

图 1 全口曲面体层片

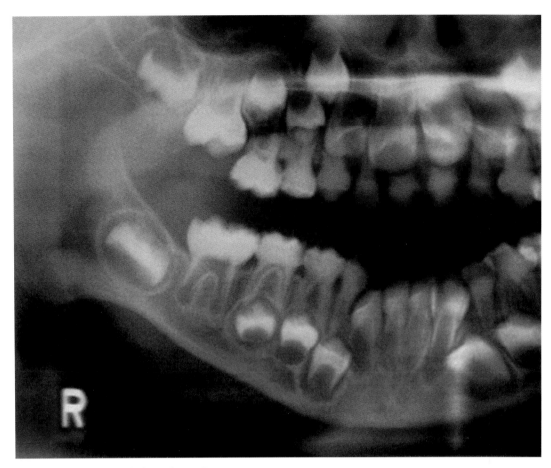

图 2　全口曲面体层片截图（右侧）

## 继发于化疗的牙齿发育不全

急性淋巴细胞白血病（acute lymphoblastic leukemia，ALL）是儿童最常见的癌症。总生存率为 80%（一些亚群的存活率可能接近 98%）。该疾病的预后与治疗进展和几个因素的风险分层有关。目前，治疗早期诊断的 ALL 的治疗方法有 3 个主要组成部分：第一阶段为缓解诱导阶段。持续时间 4~6 周，最常用的药物是长春新碱、类固醇、天冬酰胺酶和蒽环类药物。第二阶段为巩固阶段，目标是根除残留疾病。这个阶段的持续时间为 6~9 个月，这个阶段涉及使用几种不同的化疗药物。第三阶段为维护阶段，通常需要服用氨甲蝶呤和美卡托嘌呤持续两年以上。

众所周知，患者在年轻时接受化疗会发生牙齿发育异常。这些异常包括牙齿发育不全、短根和过小牙。通常会累及第一和第二前磨牙。切牙、第一前磨牙和第一磨牙牙胚在出生后 7~10 个月形成。切牙和第一磨牙开始钙化的时间是出生后 1 年内，而前磨牙和第二磨牙的钙化时间是出生后 1~3 年。化疗时患者年龄小于 8 岁，存在牙齿发育不全和过小牙的风险。如果化疗时患者年龄小于 16 岁，则存在短根的风险，发生率最高的是第二前磨牙和第二磨牙。牙齿异常的风险因化疗中使用的药物而异。个别牙缺失表现为最多缺少 5 颗牙齿，而多数牙缺失表现为至少缺失 6 颗牙。先天无牙症为牙齿全部缺失[112]。

一名 7 岁女孩正在口腔诊所接受口腔检查。12 个月前，一家人从另一个城市搬来。口腔医生的最后一次检查是在 2 年前（图 1）。有化疗史。

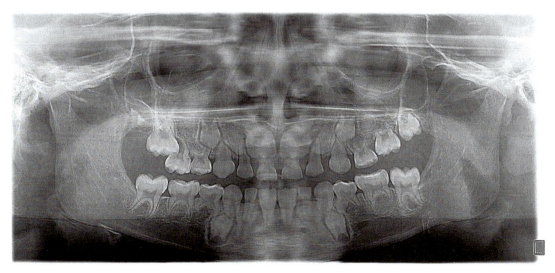

图 1　全口曲面体层片

# 区域性牙本质发育不全

区域性牙本质发育不全是一种罕见的非遗传性发育异常性疾病，涉及牙齿中胚层和外胚层。受累牙齿的所有组成部分都是异常的，而同一个体中的其他牙齿是正常的，可以根据该特征与其他牙齿疾病相区分。该疾病病因尚不明确，似乎是发育过程中局部因素影响牙齿形成组织的结果。文献中已提出影响因素可能为局部创伤、病毒感染、怀孕期间服用药物和局部血管缺陷。疾病发生的年龄不定，尽管该疾病表现在乳牙萌出期间或混合牙列期间，但是它涉及的年龄范围较广。区域性牙本质发育不良在女性中更常见，并且在种群中没有特别的趋势。一般来说，病情局限于单个牙弓，上颌骨受累的概率是下颌骨的2倍。受累的牙齿数量是不定的，受累的牙齿通常是连续的。

临床上，受累的牙齿呈非典型的表现，包括表面有凹坑和凹槽、发育不良、钙化不良，有黄色或褐色改变。影像学上，受累的牙齿表现为形态异常和牙冠发育不良。牙釉质和牙本质阻射性降低。"鬼牙"就是因受累牙的影像学表现而得名。患牙髓腔和根管宽大，牙根短小。虽然组织学特征是独特的，但诊断通常基于临床和影像学检查结果，并且与乳牙和恒牙的萌出期相吻合。大多数牙医选择早期拔除患牙，部分牙医也会则选择暂缓拔牙，直到患牙存在明显的松动[113-114]。

一名8岁女孩与父母一起就诊，患者有过敏病史。有磨牙病史，乳磨牙咬合面曾有龋病史，口腔卫生状况良好。口腔医生注意到54、64牙冠形态异常。此外，两个牙冠都明显变灰。口腔医生决定拍咬合翼片（图1、图2）。患者无明显疼痛。

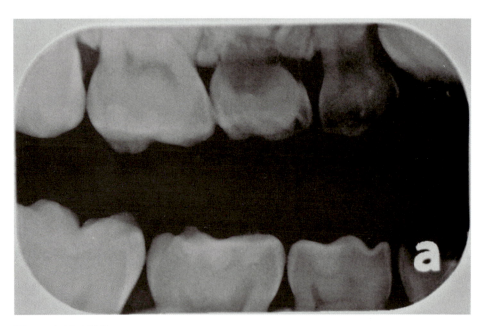

图1　右侧咬翼片

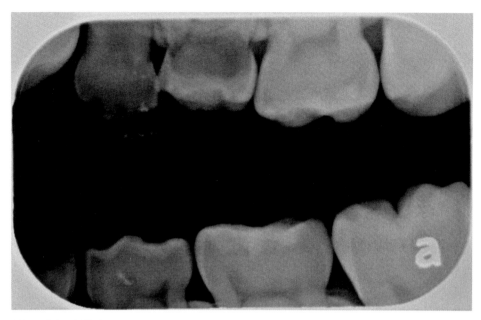

**图2** 左侧咬翼片

一名10岁的男孩正在儿牙诊所进行复诊。上一次口腔检查是在18个月前。父母很担心,因为患儿下前牙出现了"异常的形状和松动"。否认外伤史。无疼痛或肿胀。影像学检查见图3、图4。

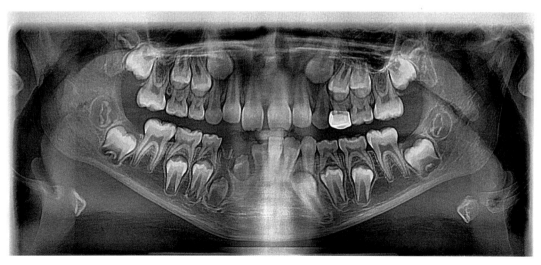

**图3** 全口曲面体层片

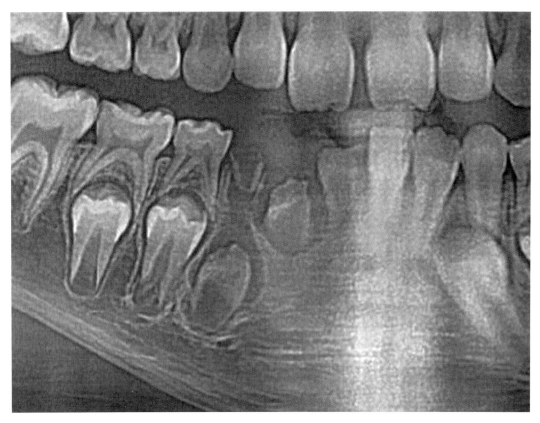

图 4　全口曲面体层片截图

## 牙齿数目过多

牙齿数目过多的特征是存在多余的牙齿。据报道，恒牙列中牙齿数目过多患病率是 0.15%~3.9%，受种族影响。与高加索人和非洲裔美国人相比，亚洲人群中的牙齿数目过多患者数量更多。牙齿数目过多发生在非综合征表现或综合征表现中。一些综合征与额外牙的存在有关。例如尖头并指（趾）（Apert）综合征、克鲁宗（Crouzon）综合征、加德纳（Gardner）综合征、心脏皮肤（Leopard）综合征、（唐氏）（Down）综合征、斯德奇－韦伯（Sturge-Weber）综合征。乳牙列中的牙齿数目过多罕见，患病率从 0.5%~0.8% 不等。有趣的是，大多数牙齿数目过多的病例表现为 1 颗额外牙。12%~23% 的病例中存在 2 颗额外牙，小于 1% 的牙齿数目过多的患者出现了 3 颗或更多的额外牙。大多数牙齿数目过多的病例见于上颌骨。在有多颗额外牙的情况下，最常见的发病部位是下颌骨的前磨牙区。牙齿数目过多与过大牙有关，在男性中发病率略高。大多数额外牙发生在 10~20 岁[81]。

额外牙的命名因牙齿位置不同而不同。如果额外牙位于上颌骨前部，则称为正中额外牙，第四磨牙（如这种情况）被命名为远中磨牙。位于磨牙舌侧后部的额外牙命名为副磨牙。如果在牙列局部观察到牙齿萌出显著延迟，则应怀疑是否存在额外牙。早期诊断和治疗对于最大限度地减少潜在问题至关重要。拔除额外牙的理想时间是在混合牙列早期。

一名 18 岁男性患者去看牙医，接受口腔检查。无明显症状。患者最近与家人一起搬到了一个新的城市。上一次口腔检查是在 5 年前。从那时起，患者没有去看牙医。既往哮喘病史，控制良好，每日使用吸入类固醇。口外和口内检查未见明显异常。牙医要求其拍摄全口曲面体层片（图 1）。

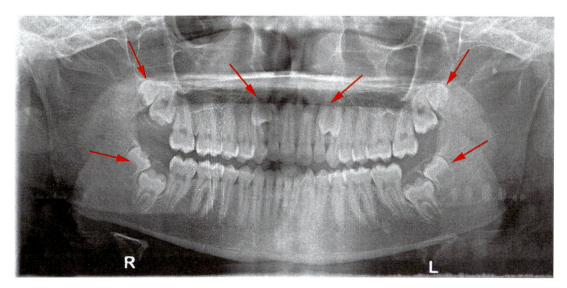

**图 1** 全口曲面体层片（有 6 枚多生牙）

## 遗传性牙釉质发育不全

遗传性牙釉质发育不全（amelogenesis imperfecta, AI）是一组复杂的疾病，包括至少 15 种不同的牙釉质形成的遗传性异常，在没有全身性疾病的情况下影响乳牙、恒牙的牙釉质形成。AI 的发病率约为 1/14 000。在釉质形成的三个阶段中任一阶段被干扰就会导致 AI。第 1 阶段：釉质基质的沉积。第 2 阶段：釉质基质的矿化。第 3 阶段：釉质基质的组织与成熟。

目前的分类基于遗传模式和临床表现。AI 最初分为发育不全和钙化不良，现在已经提出了 AI 的不同分类。一些分类仅基于表现型（牙齿的外观），其他分类使用表现型作为主要判别，遗传模式作为次要因素。AI 可以根据表现型分为三类：发育不全（釉质薄且有着色，但钙化正常）、矿化不全（釉质软，易去除）和釉质成熟不良（釉质厚度正常，但硬度降低）。

遗传模式为 AD、AR、X 连锁显性遗传。AI 可以呈现各种症状。常见的临床表现包括牙齿组织广泛缺失、牙齿敏感、过度磨耗导致临床牙冠较短、牙列前部间隙大、后部近中接触点正常或紧密以及牙釉质抗龋性降低。治疗方法包括尽快进行全冠修复，使用玻璃离子以增强冠与牙本质的粘接并且按照计划进行每 3 个月 1 次的复诊[81]。

一名 3 岁女孩首次去看儿牙医生。她的父母说，她的牙齿非常敏感，"形状"异常。既往有频繁的鼻窦感染、冬季频繁的支气管炎和左肘化脓性关节炎病史。否认药物服用史。父母告诉儿牙医生，家庭中的一些其他成员牙齿有"异常外观"。口腔检查显示牙釉质表面有稀疏的深沟纹，牙本质暴露（图 1~图 4）。

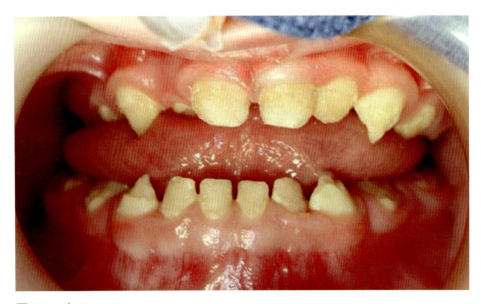

图 1　口内照

牙齿异常

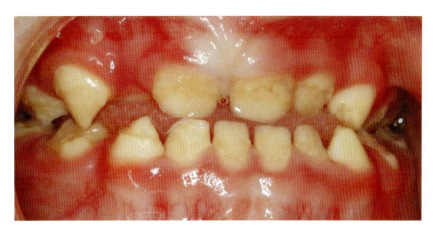

图 2  口内照

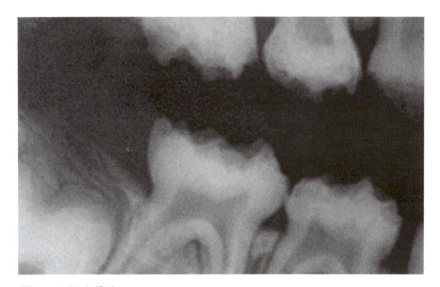

图 3  右侧咬翼片

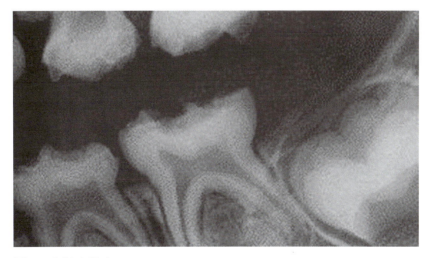

图 4  左侧咬翼片

一名8岁女孩与母亲一起去看家庭牙医。他们生活在难以获得口腔卫生保健的农村地区。否认既往病史。患者告诉牙医,她的牙齿对冷热非常敏感。口外检查未见异常。口内检查发现牙齿过小并变色,以及全口大面积龋齿。软组织正常。影像学检查见图5、图6。

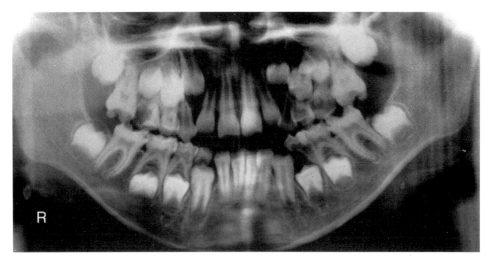

图5 全口曲面体层片

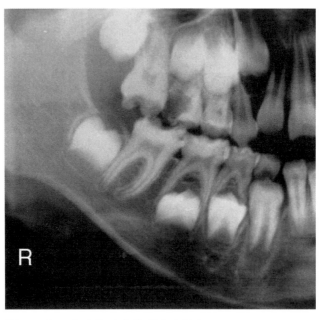

图6 全口曲面体层片截图(右侧)

## 牙本质发育不全

牙本质发育不全（dentinogenesis imperfecta，DI）是一种影响牙本质的遗传性疾病。牙本质的缺陷导致牙齿变色，容易磨损和断裂。该病是常染色体显性遗传，具有高遗传率和低突变率。牙本质发育不全影响乳牙列和恒牙列。DI 分为 3 种不同类型。Ⅰ 型通常伴有成骨不全症；Ⅱ 型通常与 Ⅰ 型具有相同特征，但不伴有成骨不全症；Ⅲ 型罕见且仅在少数特定人群中发现（美国马里兰州的布兰迪万地区的居民）。牙本质发育不全的牙齿通常为琥珀色。约三分之一的患者釉质表现为钙化不全。牙本质发育不全影像学特征包括牙冠呈球状，牙根短而尖细，髓腔狭窄，逐渐闭锁。从组织学的角度来看，DI 的特征是不规则的牙本质小管和未钙化的基质区域。DI 的治疗包括保持牙齿的活力，为患者提供功能性牙列，防止垂直向距离丧失，避免干扰剩余恒牙的萌出。须由多学科联合来恢复 DI 患者的口腔健康[115]。

一名 15 岁的女孩去看牙医，她的牙齿对冷热食物非常敏感，以至于患者只能吃特定的食物。最后一次看牙医是在 4 年前。既往有自闭症和 Ⅲ 型成骨不全症病史。否认用药史，否认过敏史（图 1～图 3）。

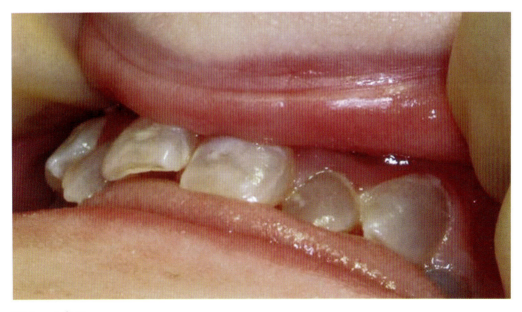

图 1　口内照

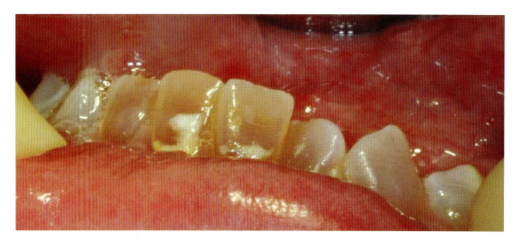

图 2　口内照

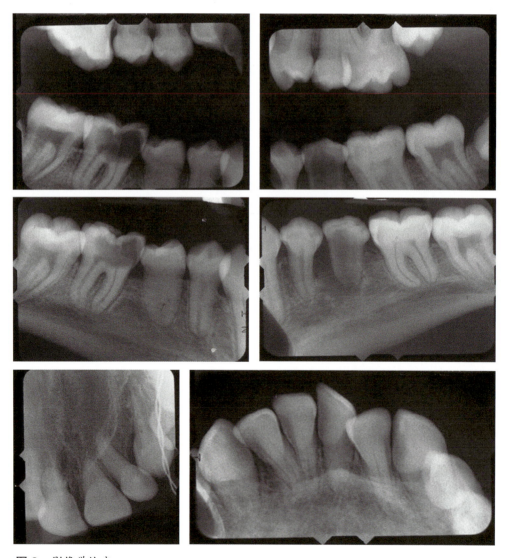

图 3　影像学检查

# 牙内陷

牙内陷又称牙中牙，是一种影响人类牙列的罕见的异常性疾病。该疾病导致釉质结构伸入髓腔。牙内陷会造成牙齿形态改变。病因尚不明确，然而感染、创伤、成骨过程中牙弓的生长压力以及侵入牙乳头的内釉上皮细胞的快速增殖被认为是该病的病因。牙内陷的典型体征为来自包括盲孔甚至牙尖的釉质和牙本质的折叠。该疾病对上颌侧切牙的影响最大，牙列中的其他牙齿可能受累。由于牙釉质的折叠，剩余的薄层很容易被磨损，导致刺激物进入根管并造成牙髓感染。该疾病的患病率为0.3%~10%，男性多于女性。该疾病以两种形式呈现：冠部牙内陷和根部牙内陷。冠部牙内陷更常见。牙内陷的诊断基于临床检查（牙齿形状异常）和影像学检查。治疗包括预防性治疗、根管治疗和根尖周手术。在某些情况下，拔除牙齿也是一种治疗方法[81]。

一名7岁女孩正在儿牙医生的诊所内进行定期检查。最后一次口腔检查是在15个月前。口内检查显示左上侧切牙异常（形状），伴有舌面龋（图1）。X线检查见图2。

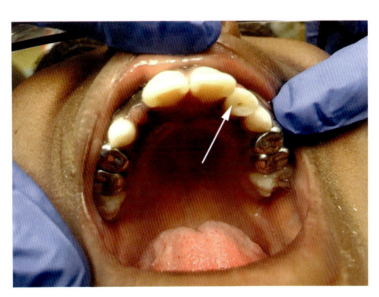

图1　舌面龋（箭头所示）

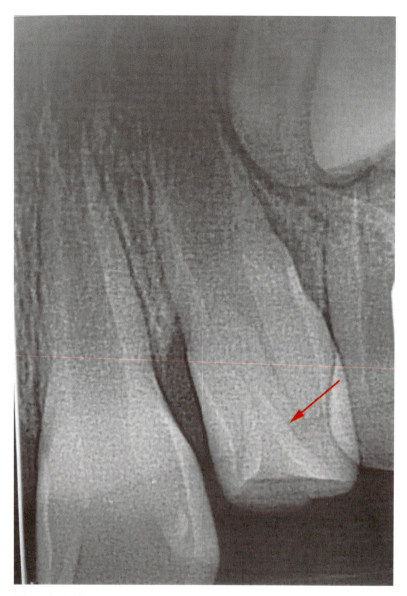

图2 根尖片

## 扩张牙

扩张牙是一种罕见的发育异常，表现为牙冠和牙根扩张，这是釉质深部内陷的结果，是牙内陷的严重变异。牙齿呈椭圆形，缺乏牙冠或牙根的形态特征，这意味着内陷发生在牙齿分化的初始阶段。扩张牙的自发性萌出是罕见的。最常受累的牙齿是上颌侧切牙，其次是上颌切牙、前磨牙和尖牙。多数情况下，治疗方法是拔除受累的牙齿。多学科联合可以提供更全面的方法，并提供最佳的治疗方案。

一名 7 岁男孩与父母一起去看牙医，进行定期口腔检查。无不适。既往有上呼吸道感染和先天性髋关节发育不良病史（图 1）。

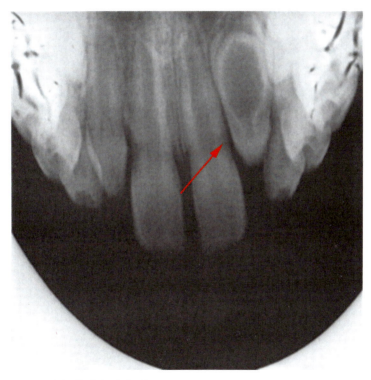

图 1　上颌骨前部咬合片

一名8岁女孩因为"看起来有趣的左侧切牙"由一名口腔全科医生转诊给儿牙医生(图2、图3)。

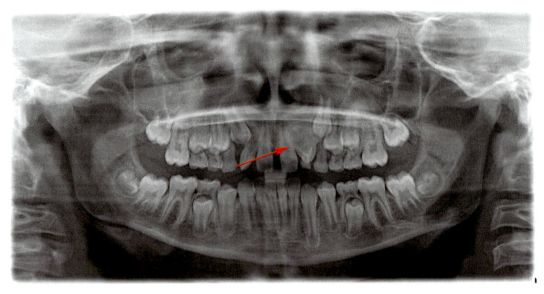

图2 全口曲面体层片

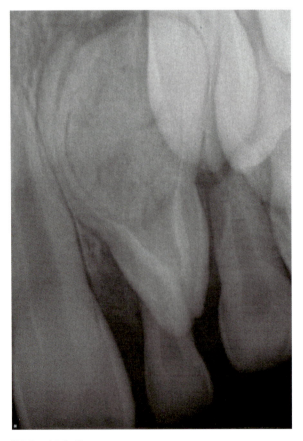

图3 根尖片

# 颞下颌关节

## 特发性髁突吸收

特发性髁突吸收（idiopathic condylar resorption, ICR）是一种特发性疾病，影响髁突，常发生于青少年女性。当下颌遭受轻微或严重创伤时可引发或加剧该疾病，由于经常发生在参加体育活动的年轻女性中，这种疾病又被称为"啦啦队综合征"。对其病因的解释有数种理论，最被认可的是激素介导理论、缺血性坏死理论和功能障碍重塑理论。然而，其确切病因尚不明确。ICR的诊断应结合临床和影像学表现以及患者的病史。一些特定因素和原先存在的面部形态特征可显著增加ICR的易感性。这些因素包括女性，年龄10~20岁，处于青春期生长阶段的青少年，高咬合平面角和下颌平面角，骨性Ⅱ类错𬌗等。其诊断依据通常为患者的病史、临床检查和影像学检查结果。用于ICR的诊断和治疗计划常有以下3种影像学方法：CBCT、全口曲面体层片和MRI。治疗方法包括正颌手术、重新定位和稳定关节盘、髁突切除、髁突辅助肋软骨移植修复或全假关节重建，但到目前为止尚未明确何种治疗手段最佳。

一名14岁女孩，每月定期正畸复诊。因为就诊时间和她在学校的啦啦队活动存在冲突，她错过了近期的4次复诊。此次复诊，她告诉正畸医生，咬合和以往不同。否认外伤史。无明显疼痛、肿胀症状（图1～图3）。

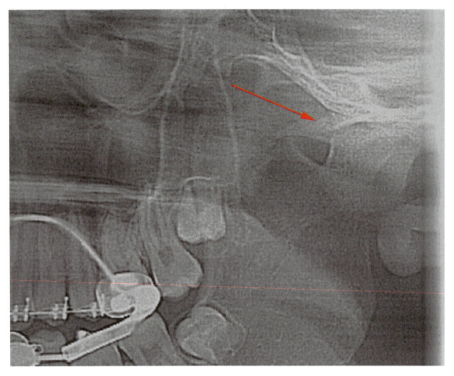

图1　全口曲面体层片

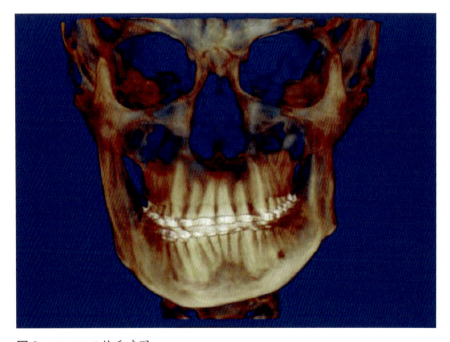

图2　CBCT三维重建图

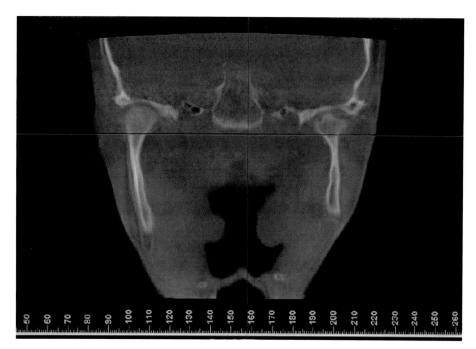

图3 CBCT 冠状位

# 上颌窦相关疾病

## 潴留囊肿

上颌窦是充满空气的腔体，由附着在骨膜上的较薄的黏膜覆盖于窦腔形成的。潴留囊肿（mucous retention pseudocyst, MRP）经常在影像学检查中偶然发现，据报道一般人群中潴留囊肿发生率为2%~10%。发病的中位年龄约为35岁，大多数病例为单侧发生，病理生理学机制尚未明确。一种潜在的病因提示，窦腔黏膜浆液腺的分泌管堵塞可能导致病理性黏膜下分泌物堆积，进而形成囊肿。MRP可在一年中的任何时间发生于任意鼻窦，但更常发生在早春或秋季。通常MRP无明显症状，患者无法自行察觉病变，常为偶然发现。上颌窦是MRP最常见的部位。影像学上，MRP表现为边界清晰，无皮质，边缘整齐，膨隆且不透光肿块。病变基部可缩窄，也常增宽；病灶内部质地均匀，较窦腔周围气体阻射性大；不累及囊肿周围组织结构。从组织学的角度来看，该囊肿周围无上皮细胞，内里无黏液。鉴别诊断包括牙源性囊肿（根端囊肿、含牙囊肿、牙源性角化囊肿），窦腔息肉或任何类圆形肿瘤。窦腔息肉常为多发且伴有黏膜增厚。MRP目前无特殊治疗方法[81]。

一名17岁的女孩正在口腔诊所复诊。患者自觉无症状，最近一次口腔检查在7个月前（图1）。

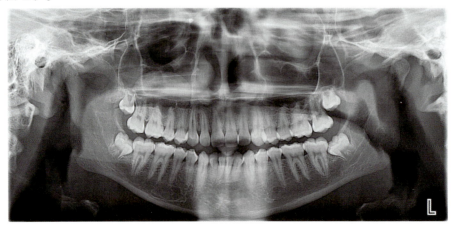

**图1** 全口曲面体层片

医生注意到右上颌窦底部有一个阻射性病变(图2)。

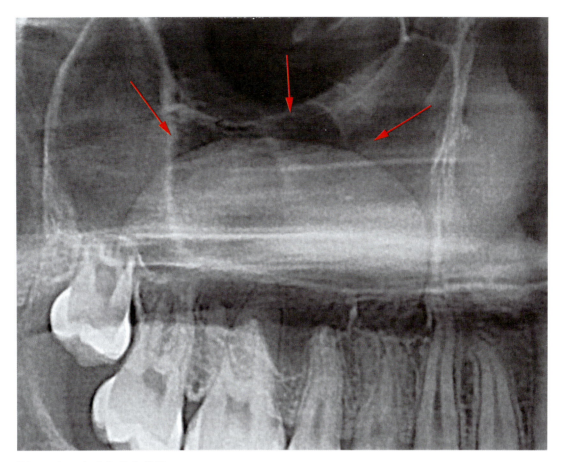

图2　全口曲面体层片截图

# 脉管病变

## 先天性静脉畸形

脉管畸形是一种病变，它的诊断对于口腔医疗专业人员来说常常是一个挑战。由于使用了大量不同的命名方法，使得口腔医生和临床医生之间对此有所混淆。1982年，Mulliken和Glowacki提供了一种最为广泛接受的分类，这种分类成了研究这些病变的基础。这种分类法将这些畸形分为脉管肿瘤和脉管畸形。最常见的脉管肿瘤类型是血管瘤，为良性肿瘤，在出生时可能不明显。特点是会在早期进入增殖期，随后进入退化期。脉管畸形在出生时就存在，具有正常细胞增殖的血管通道；随着患者的成长而生长，一般不可自愈。先天性脉管畸形根据所涉及的脉管管道类型进行分类：动脉、静脉、淋巴管和毛细血管畸形，或是它们的组合畸形。

此类畸形有激素受体，因此大多在青春期更为明显。先天性脉管畸形中最常见的亚型是静脉（低流量）畸形。脉管畸形的临床表现差异较大。病变可以呈现为局部的、明确的或广泛的、弥漫性的和浸润性的。触诊时，常发现可压迫的，有时有触痛的肿块。可能会出现疼痛，但大多数病例没有明显症状。脉管畸形的体积会不断变大，在创伤或感染后，可能会出现突然增大。病变处通常具有柔软、可压迫和无搏动的特点。多普勒超声和核磁共振通常可进行充分且全面的评估，是随访的首选方法。对于较小且无症状的病变，通常采取保守性治疗。而对于广泛的病变，则会采取硬化治疗或手术切除的治疗方式[35]。

一名6岁的男孩因右脸疼痛肿胀来到儿童牙科。他的母亲告诉牙医，肿胀是6个月前发现的。母亲认为肿胀的原因是她的儿子在与朋友玩耍时受伤所致。在过去的3个月里，肿胀的范围有所变大。否认既往史，否认用药史、过敏史（图1~图3）。

脉管病变

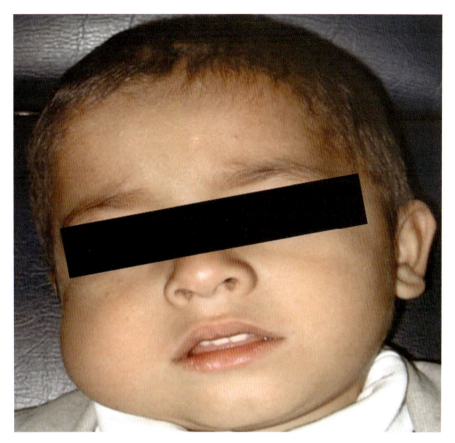

图 1　颜面照

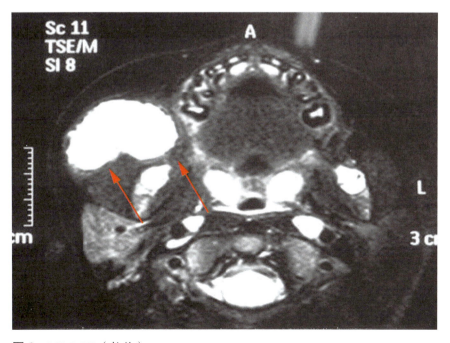

图 2　MRI-T2（轴位）

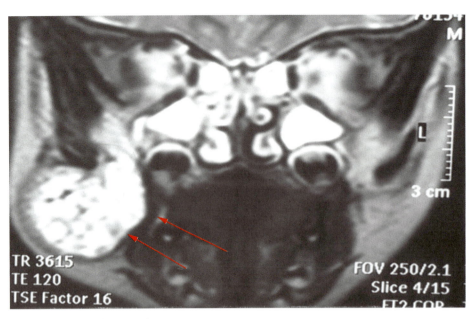

图3 MRI-T2（冠状位）

一名2岁的女孩因左脸疼痛肿胀而来到儿童牙科。她的母亲告诉医生，肿胀是6个月前发现的。否认既往史，否认用药史、过敏史（图4～图6）。

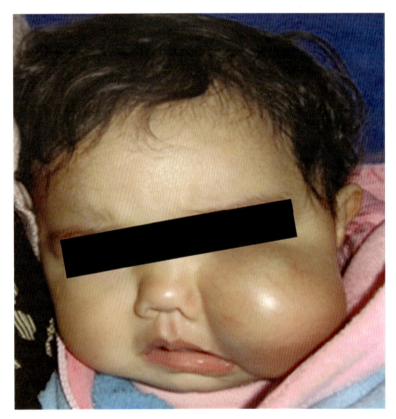

图4 颜面照

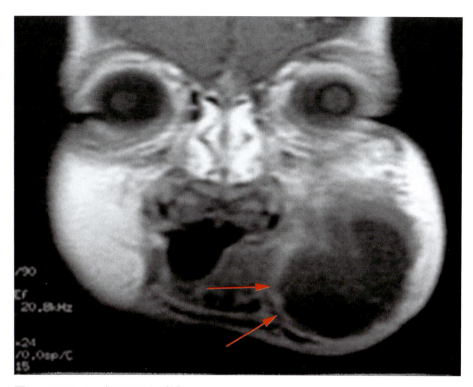

图 5　MRI-T1（冠状位投影）

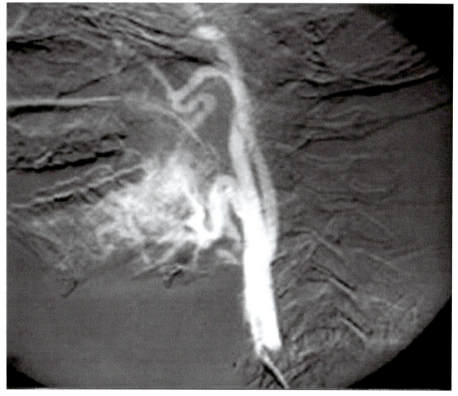

图 6　动脉造影成像

# 综合征

## 颅骨锁骨发育不全综合征

颅骨锁骨发育不全综合征（cleidocranial dysplasia，CD）也被称为锁骨颅骨骨化异常症、骨样牙本质发育不良、突变性骨发育不全和Marie-Sainton综合征，是一种成因复杂的常染色体显性遗传病，全球发病率为1/1 000 000。这种疾病的发生与6p21染色体上 RUNX2 基因的突变有关。该基因不仅调控正常的成骨细胞分化、软骨细胞形成和骨形成，还与牙的发生、成釉器功能和牙板增殖有关。临床诊断依据是单侧或双侧锁骨缺失，由于缺少锁骨，患者两侧肩膀可以相互接触。CD的其他表现为短头畸形、身材矮小、眶距宽、鼻基部宽伴鼻梁凹陷、咽鼓管发育异常以及鼻窦小。CD在口腔的表现较复杂且常涉及如下结构异常：腭盖高拱而狭窄、腭裂患病率增加、乳牙滞留导致恒牙萌出迟缓。额外牙是CD的一个特征。随着患者年龄的增长，出现面下1/3偏短、下颌角过锐、下颌前突等症状。治疗方案的制定取决于具体涉及的系统，CD患者需要全面的正畸治疗，以及口腔外科、牙周病科和儿童口腔科的多学科联合治疗[116]。

一名9岁的女孩首次到牙科诊所就诊。她最近刚被收养，非常不幸，没有完整的既往病史。患者有哮喘病史，近期被诊断为轻度哮喘，需要辅助使用吸入器；否认过敏史。除口内，其余检查未见明显异常。牙医指出，患者的身高未达到其年龄的理想水平，而且"肩膀窄小"（图1）。

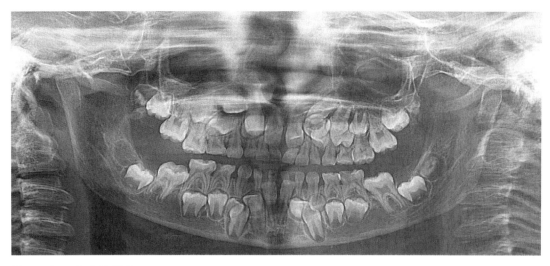

图 1　全口曲面体层片

患者 17 岁，女性，去看牙医做常规口腔检查。作为随访的一部分，牙医决定拍摄全口曲面体层片（上一次拍摄全口曲面体层片是在 4 年前）。患者无明显疼痛不适。否认外伤史。上次复诊在 8 个月前（图 2）。

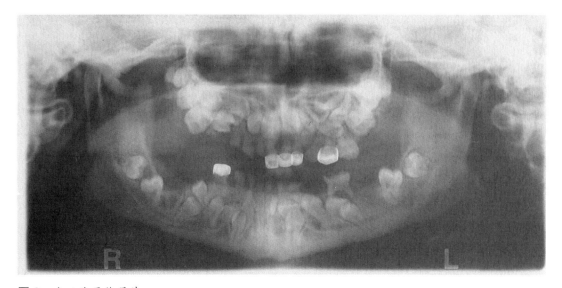

图 2　全口曲面体层片

# 痣样基底细胞癌综合征

痣样基底细胞癌综合征（Gorlin 综合征）是一种常染色体显性遗传疾病，表现出高度外显性和可变性。主要临床表现为多发性皮肤基底细胞癌（本病例中不存在）、牙源性角化囊肿、颅内钙化、肋骨和椎体异常等。牙源性角化囊肿（keratocystic odontogenic tumor，KOT）是一种牙源性囊肿，起源于牙板的残余。该囊肿的生长机制和生物学行为与最常见的含牙囊肿及根端囊肿不同。KOT 可发生于各年龄段，婴儿到老年患者均可见，约 60% 的病例发生年龄是 10~40 岁。较小的 KOT 通常无症状，只有接受 X 线检查才能被发现。较大的 KOT 可能引起疼痛、肿胀和溢脓。X 线片上，KOT 表现为边界清晰的透射区，边缘平滑，常伴有皮质改变。大的病变可表现为多房性。在 25%~40% 的病例中，病变中可见一颗未萌的牙齿。治疗方法是摘除囊肿并行刮治术。与其他牙源性囊肿相比，KOT 在治疗后易复发。大多数外科医生建议同时行周围截骨术以减少复发的概率[117]。

患者 15 岁，男性，在母亲陪同下去看牙医，进行常规口腔检查。牙医决定拍摄全口曲面体层片作为检查的一部分（图 1～图 5）。

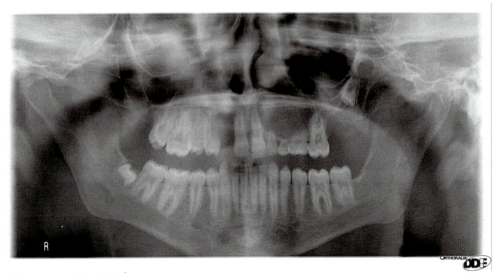

图 1　全口曲面体层片

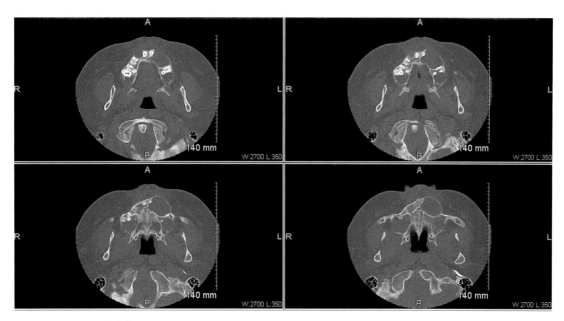

图2 CT轴位(骨窗)

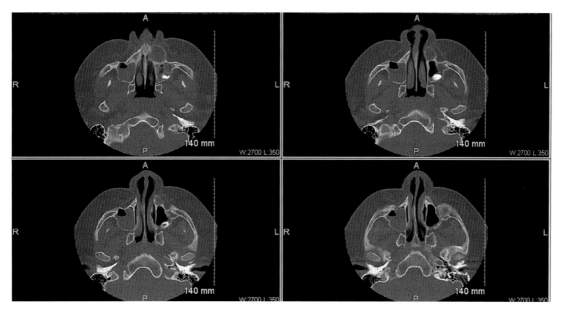

图3 CT轴位(骨窗)

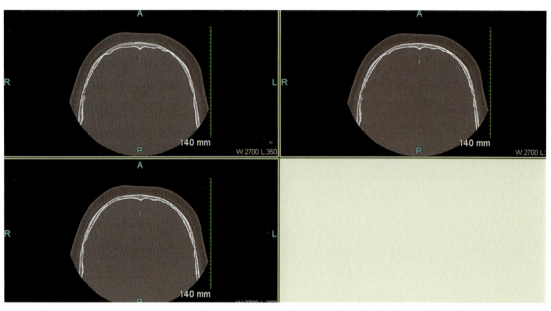

图 4 CT 轴位（骨窗）

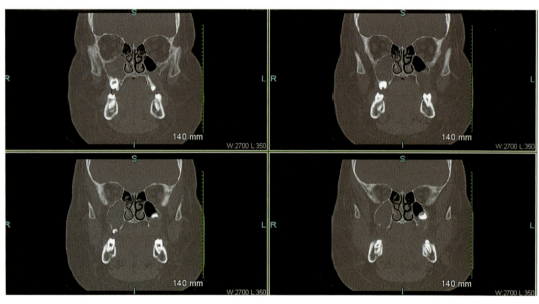

图 5 CT 冠状位（骨窗）

## 唐氏综合征患者伴发的牙周组织疾病

唐氏综合征（Down syndrome, DS）是一种与21号染色体三倍体相关的染色体显性遗传病。DS是最常见的遗传性出生缺陷，大约每700名新生儿中就有1名出现此类症状。DS患者可出现解剖结构异常、认知障碍和口腔颌面部并发症，其中包括牙周病患病率的增加。DS患者的牙周病通常较严重且进展迅速，被美国牙周病学会归类为与遗传性疾病相关的全身性疾病的一种表现。仅凭口腔卫生不良状况不能解释DS患者牙周的破坏程度和疾病的严重程度。病情的严重程度也可能与T细胞和B细胞数量减少、婴儿期淋巴细胞没有正常扩增、抗体对免疫反应不佳、唾液中IgA减少、中性粒细胞的趋化运动等有关。牙周炎的防治方法包括去除菌斑生物膜、手术和非手术治疗。牙周治疗主要包括刮治和根面平整（手术或非手术），同时局部或全身应用抗生素[118]。

一名10岁的男孩在牙科诊所进行检查，主诉为"牙齿松动"（图1）。

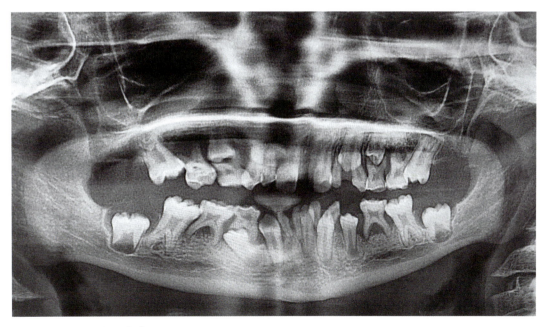

图1 全口曲面体层片截图

## 上颌中切牙独牙症

上颌中切牙独牙症（solitary median maxillary central incisor syndrome, SMMCI）是一种由几种中线发育缺陷构成的复杂性疾病。SMMCI病因尚不明确，但可能与 SHH 基因突变相关。为了准确描述该综合征中牙的特征，必须明确：该牙齿仅位于上颌骨，在上颌骨中线处而且是唯一的中切牙。据估计，SMMCI 在新生儿中的发病率约为 1/50 000。影响因素一般在胚胎第 35~38 天出现，可涉及面中线上的所有结构。该综合征表现为一颗位于中线的中切牙，此外，其他可能出现的畸形包括先天性鼻畸形、轻到重度的智力障碍、先天性心脏病、唇裂和（或）腭裂。少部分 SMMCI 患者还可表现出小头畸形、垂体功能低下、视觉功能低下、会聚性斜视、肾脏缺失和两性畸形。患有 SMMCI 的婴儿出生时除头部偏小、鼻部偏窄外，余无明显异常。患儿可能为体重较轻的早产儿。7~8 个月时长出一颗乳中切牙。根据智力障碍严重程度不同，患儿可能会出现智力发育迟缓的早期征象。病情较轻的 SMMCI 患者可有鼻狭窄等面部和口腔异常、身材矮小和学习迟缓等表现。病例通常会有更多临床特征，包括中度智力障碍。最严重的病例具有前述的所有特征及全前脑畸形或其他综合征。SMMCI 的诊断始于妊娠 16~22 周时的常规超声检查，超声的一些特征可以提示该综合征。新生儿检查可发现中线异常，之后，单个中切牙的萌出将有助于确诊该综合征。可转诊至遗传学家行进一步检查。SMMCI 的治疗是多学科的。儿童口腔科医生、儿童神经学医生、遗传学医生、心脏病学医生、儿童外科医生，都需要参与到该疾病的治疗中[119]。

患者 8 岁，男性，在母亲陪同下去看儿牙医生，进行复诊。患者现病史和既往病史：身材矮小、眼距过窄、轻度智力障碍、先天性鼻腔阻塞，以及 2 岁时已进行过室间隔缺损的修补。否认过敏史。否认用药史（图1、图2）。

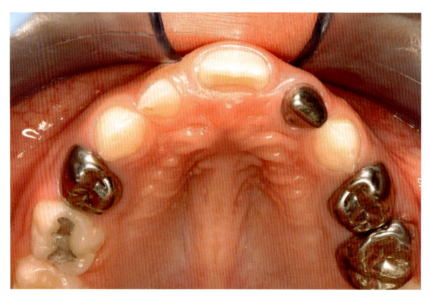

图 1　口内照

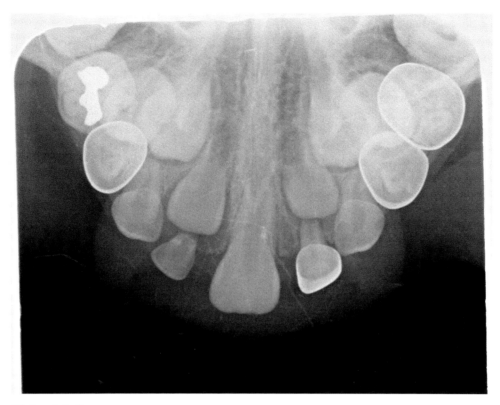

图2 咬合片

## 参考文献

[1] Diaz de Ortiz L E, M D Mendez. Epstein Pearls, in StatPearls, 2019: Treasure Island (FL).
[2] Rangaswamy S, Singh M, Yumnum R. True median palatal cyst; a rare case report. J Oral Maxillofac Pathol, 2018, 22(2): 286.
[3] Kumar R M, et al. Congenital epulis of the newborn. J Oral Maxillofac Pathol, 2015, 19(3): 407.
[4] Sharma D, et al. Twin congenital epulis in the alveolar ridge of the maxilla and mandible in a newborn: a rare and interesting case. BMJ Case Rep, 2014.
[5] Aparna H G, et al. Congenital epulis in a newborn: a case report, immunoprofiling and review of literature. Ethiop J Health Sci, 2014, 24(4): 359-362.
[6] Hurnanen J, et al. Staircase-pattern neonatal line in human deciduous teeth is associated with tooth type. Arch Oral Biol, 2019, 104: 1-6.
[7] Adekoya-Sofowora C A. Natal and neonatal teeth: a review. Niger Postgrad Med J, 2008, 15(1): 38-41.
[8] Bankole O O, Lawal F B, Ibiyemi O. Development of a Tool for Dispelling Myths Associated with Natal/Neonatal Teeth: "Adunni" a Health Education Video in a Native Nigerian Language. Ann Ib Postgrad Med, 2017, 15(2): 137-141.
[9] Barfiwala D R. Natal and neonatal teeth: a review of 50 cases. J Indian Soc Pedod Prev Dent, 1996, 14(1): 21-23.
[10] Richter A, et al. Congenital hairy polyp of the oropharynx presenting as an esophageal mass in a neonate, a case report and literature review. Int J Pediatr Otorhinolaryngol, 2016, 80: 26-29.
[11] Haddad J Jr, et al. Congenital hairy polyp of the nasopharynx associated with cleft palate: report of two cases. Int J Pediatr Otorhinolaryngol, 1990, 20(2): 127-135.
[12] Miller C S. Herpes simplex virus and human papillomavirus infections of the oral cavity. Semin Dermatol, 1994, 13(2): 108-117.
[13] Miller C S, Redding S W. Diagnosis and management of orofacial herpes simplex virus infections. Dent Clin North Am, 1992, 36(4): 879-895.
[14] Nasim V S, Perumal P. Oral epidermoid cyst. A case report. Eur J Paediatr Dent, 2014, 15(2 Suppl): 247-249.
[15] Yilmaz R B, Cakan D G, Mesgarzadeh N. Prevalence and management of natal/neonatal teeth in cleft lip and palate patients. Eur J Dent, 2016, 10(1): 54-58.
[16] Fantasia J E, Damm D D. Oral diagnosis. Palatal swelling. Developmental cyst. Gen Dent, 2004, 52(2): 181, 183.
[17] Park S W, et al. Congenital epidermoid cyst of the oral cavity: prenatal diagnosis by sonography. Clin Exp Otorhinolaryngol, 2013, 6(3): 191-193.
[18] Chaudhary S, et al. Oral melanotic neuroectodermal tumor of infancy. J Indian Soc Pedod Prev Dent, 2014, 32(1): 71-73.
[19] Chen Y, Li T J, Yu G Y. Diagnosis and management of oral melanotic neuroectodermal tumor of infancy. Beijing Da Xue Xue Bao Yi Xue Ban, 2008, 40(1): 19-23.
[20] Jain N, Sinha P, Singh L. Large Congenital Epulis in a Newborn: Diagnosis and Management. Ear Nose Throat J, 2019: 145561319851498.
[21] Jain P, Garg R K, Kapoor A. Melanotic neuroectodermal tumor of infancy in oral cavity at unusual age. Fetal Pediatr Pathol, 2010, 29(5): 344-352.
[22] Chang Y K, Chen K H, Chen K T. Hand, foot and mouth disease and herpangina caused by enterovirus A71 infections: a review of enterovirus A71 molecular epidemiology, pathogenesis, and current vaccine development. Rev Inst Med Trop Sao Paulo, 2018, 60: e70.
[23] Kim B, et al. Factors associated with severe neurologic complications in patients with either hand-foot-mouth disease or herpangina: A nationwide observational study in South Korea, 2009-2014, PLoS One, 2018, 13(8): e0201726.

[24] Takechi M, et al. Nationwide Survey of Pediatric Inpatients With Hand, Foot, and Mouth Disease, Herpangina, and Associated Complications During an Epidemic Period in Japan: Estimated Number of Hospitalized Patients and Factors Associated With Severe Cases. J Epidemiol, 2018.
[25] Kimmis B D, Downing C, Tyring S. Hand-foot-and-mouth disease caused by coxsackievirus A6 on the rise. Cutis, 2018, 102(5): 353-356.
[26] Chadsuthi S, Wichapeng S. The Modelling of Hand, Foot, and Mouth Disease in Contaminated Environments in Bangkok, Thailand. Comput Math Methods Med, 2018, 2018: 5168931.
[27] Anh N T, et al. Emerging Coxsackievirus A6 Causing Hand, Foot and Mouth Disease, Vietnam. Emerg Infect Dis, 2018, 24(4): 654-662.
[28] Patel P, Hemond M, Silkiss R Z. Atypical Presentation of Squamous Papilloma. Ophthalmic Plast Reconstr Surg, 2018, 34(5): e179.
[29] Mohammed I A, Prabhu S R. Focal epithelial hyperplasia (Hecks' disease) in a Sudanese boy. Report of a case and review of literature. Odontostomatol Trop, 1983, 6(2): 85-90.
[30] Mendez-Flores S, et al. Focal Epithelial Hyperplasia in Adult Patients With HIV Infection: Clearance With Topical Imiquimod. Skinmed, 2016, 14(5): 395-397.
[31] de Castro L A, et al. Focal Epithelial Hyperplasia (Heck's Disease) in a 57-Year-Old Brazilian Patient: A Case Report and Literature Review. J Clin Med Res, 2016, 8(4): 346-350.
[32] Ghalayani P, et al. Oral focal epithelial hyperplasia: report of three cases. Turk Patoloji Derg, 2015, 31(1): 60-63.
[33] Oza N, Doshi J J. Angular cheilitis: A clinical and microbial study. Indian J Dent Res, 2017, 28(6): 661-665.
[34] Cross D, Eide M L, Kotinas A. The clinical features of angular cheilitis occurring during orthodontic treatment: a multi centre observational study. J Orthod, 2010, 37(2): 80-6.
[35] Neville B W, Damm D D, White D K. Color atlas of clinical oral pathology. 2nd ed. Baltimore: Williams & Wilkins, 1999, xi: 488.
[36] Sollecito T P, Stoopler E T. Clinical approaches to oral mucosal disorders. Dent Clin North Am, 2013, 57(4): ix-xi.
[37] Stoopler E T, Sollecito T P. Medical Clinics of North America. Oral medicine: a handbook for physicians. Preface. Med Clin North Am, 2014, 98(6): xvii-xviii.
[38] Kaur A, et al. Correlation Between Clinical Course and Biochemical Analysis in Odontogenic Space Infections. J Maxillofac Oral Surg, 2019, 18(2): 203-209.
[39] Bhagania M, et al. Treatment of odontogenic infections: An analysis of two antibiotic regimens. J Oral Biol Craniofac Res, 2018, 8(2): 78-81.
[40] Mardini S A. Gohel, Imaging of Odontogenic Infections. Radiol Clin North Am, 2018, 56(1): 31-44.
[41] Saggese N P. When to Order Computed Tomography for Odontogenic Infections. J Oral Maxillofac Surg, 2019, 77(4): 671-672.
[42] Shakya N, et al. Epidemiology, Microbiology and Antibiotic Sensitivity of Odontogenic Space Infections in Central India. J Maxillofac Oral Surg, 2018, 17(3): 324-331.
[43] Bagheri F, et al. Giant Cell Fibroma of the Buccal Mucosa with Laser Excision: Report of Unusual Case. Iran J Pathol, 2015, 10(4): 314-317.
[44] Islam N, Bhattacharyya I. Diagnostic Discussion: Giant Cell Fibroma. Todays FDA, 2015, 27(4): 53-56.
[45] Jimson S, Jimson S. Giant cell fibroma: a case report with immunohistochemical markers. J Clin Diagn Res, 2013, 7(12): 3079-3080.
[46] Damm D D. Oral pathology. Oral Surg Oral Med Oral Pathol, 1994, 77(1): 4-5.
[47] Said J, Hoda S T, Muhlrad S. Pyogenic granuloma: A tumor that mimics infection. JAAPA, 2018, 31(2): 27-29.
[48] Ferrazzano G F, et al. Paediatric oral surgery: endoscopic approach in ameloblastic fibroma management. A preliminary report. Eur J Paediatr Dent, 2018, 19(4): 313-316.

[49] Sinha R, et al. Nonsurgical Management of Oral Mucocele by Intralesional Corticosteroid Therapy. Int J Dent, 2016, 2016: 2896748.

[50] Jones A C, McGuff H S. Oral and maxillofacial pathology case of the month. Mucous extravasation phenomenon (mucocele). Tex Dent J, 2011, 128(11): 1204, 1208-1209.

[51] Nagaveni N B, et al. Eruption cyst: a literature review and four case reports. Indian J Dent Res, 2011, 22(1): 148-151.

[52] Puranik R S, Vanaki S S. Dentigerous cyst vs. eruption cyst. Aust Dent J, 2007, 52(4): 345.

[53] de Oliveira A J, et al. Eruption Cyst in the Neonate. Int J Clin Pediatr Dent, 2018, 11(1): 58-60.

[54] Damm D D, et al. Investigation into the histogenesis of congenital epulis of the newborn. Oral Surg Oral Med Oral Pathol, 1993, 76(2): 205-212.

[55] Rammal M, et al. Green teeth in a premature infant following hemolytic jaundice. Gen Dent, 2013, 61(4): 28-29.

[56] Fantasia J E, Damm D D. Green primary teeth. Diagnosis: Bilirubin deposition. Gen Dent, 2005, 53(1): 84-5.

[57] do Valle I B, et al. Green Teeth in the Primary and Permanent Dentition. J Pediatr, 2017, 191: 275-275 e1.

[58] Lynch S J, Sears M R, Hancox R J. Thumb-Sucking, Nail-Biting, and Atopic Sensitization, Asthma, and Hay Fever. Pediatrics, 2016, 138(2).

[59] Vieira D L, et al. A Conservative Approach for Localized Spongiotic Gingivitis Hyperplasia Using Photodynamic Therapy: A Case Report and Review of the Literature. Photomed Laser Surg, 2018.

[60] Vieira D L, et al. A Conservative Approach for Localized Spongiotic Gingivitis Hyperplasia Using Photodynamic Therapy: A Case Report and Review of the Literature. Photobiomodul Photomed Laser Surg, 2019, 37(1): 57-61.

[61] Decani S, et al. A case of juvenile spongiotic gingivitis. Ann Stomatol (Roma), 2013, 4(Suppl 2): 41.

[62] Darling M R, et al. Juvenile spongiotic gingivitis. J Periodontol, 2007, 78(7): 1235-1240.

[63] Benz C M, Reeka-Bartschmid A M, Agostini F G. Case report: the Lesch-Nyhan syndrome. Eur J Paediatr Dent, 2004, 5(2): 110-114.

[64] Stoopler E T, Pinto A, DeRossi S S. Pemphigus: update for the general practitioner. N Y State Dent J, 2003, 69(7): 30-32.

[65] Johnson E F, et al. Recurrent Oral and Genital Ulcers in an Infant: Neonatal Presentation of Pediatric Behcet Disease. Pediatr Dermatol, 2015, 32(5): 714-717.

[66] Irshied J, Bimstein E. Oral diagnosis of Behcet disease in an eleven-year old girl and the non-surgical treatment of her gingival overgrowth caused by Cyclosporine. J Clin Pediatr Dent, 2001, 26(1): 93-8.

[67] Al-Hamad A, Porter S, Fedele S. Orofacial Granulomatosis. Dermatol Clin, 2015, 33(3): 433-46.

[68] Sarra A, et al. Orofacial granulomatosis as early manifestation of Crohn's disease: report of a case in a paediatric patient. Eur J Paediatr Dent, 2016, 17(4): 318-321.

[69] Wehl G, Rauchenzauner M. A Systematic Review of the Literature of the Three Related Disease Entities Cheilitis Granulomatosa, Orofacial Granulomatosis and Melkersson-Rosenthal Syndrome. Curr Pediatr Rev, 2018, 14(3): 196-203.

[70] Giannetti L, Murri Dello Diago A, Lo Muzio L. Recurrent aphtous stomatitis. Minerva Stomatol, 2018, 67(3): 125-128.

[71] Alfaris S, et al. Treatment of Oral Mucosal Lesions Associated With Overlapping Psychodermatologic Disorders. Compend Contin Educ Dent, 2018, 39(4): 244-1246.

[72] Stoopler E T, Sollecito T P. Recurrent gingival and oral mucosal lesions. JAMA, 2014, 312(17): 1794-5.

[73] Jesina D. Alagille Syndrome: An Overview. Neonatal Netw, 2017, 36(6): 343-347.

[74] Alzoubi F, Bedrossian E, Wong A. Oral rehabilitation of patients with Chediak-Higashi syndrome using zygoma and root form implant-supported fixed prostheses: A report of two patients. J Prosthet Dent, 2016, 116(6): 831-835.

[75] Karabel M, et al. A rare cause of recurrent oral lesions: chediak-higashi syndrome. Turk J Haematol, 2014, 31(3): 313-4.
[76] Sollecito T P, Stoopler E T. Clinical approaches to oral mucosal disorders: part II. Preface. Dent Clin North Am, 2014, 58(2): xi-xii.
[77] Ko Y C, et al. Idiopathic Gingival Fibromatosis: Case Report and Review of the Literature. Am J Dermatopathol, 2016, 38(6): e68-71.
[78] Anand Nayak P, et al. Idiopathic Gingival Fibromatosis. Int J Clin Pediatr Dent, 2011, 4(1): 77-81.
[79] Stoopler E T, et al. Erythema Multiforme. J Emerg Med, 2015, 49(6): e197-198.
[80] Alawi F, Greenberg M S, Stoopler E T. Recurrent oral mucosal ulcerations and gingival edema. JAMA Dermatol, 2014, 150(11): 1227-1228.
[81] Goaz P W, White S C. Oral radiology: principles and interpretation. 3rd ed. St. Louis: Mosby, 1994, xiv: 735.
[82] Chang C Y, et al. Fibrous dysplasia of mandible with chronic osteomyelitis in a child: report of one case. Acta Paediatr Taiwan, 2002, 43(6): 354-357.
[83] Fernandez-Acenero M J, et al. Differential diagnosis of cemento-osseous dysplasia of the maxilla. A case report. Rev Esp Patol, 2019, 52(2): 120-124.
[84] Bsoul S A, Terezhalmy G T, Moore W S. Focal cemento-osseous dysplasia. Quintessence Int, 2004, 35(5): 418-419.
[85] Cavalcante A S, et al. Florid cemento-osseous dysplasia: a report of three cases. Gen Dent, 2008, 56(2): 186-190.
[86] Cavalcante M B, et al. Florid Cemento-Osseous Dysplasia Simultaneous the Chronic Suppurative Osteomyelitis in Mandible. J Craniofac Surg, 2016, 27(8): 2173-2176.
[87] Cheng Y S, Wright J M. Oral and maxillofacial pathology case of the month. Focal cemento-osseous dysplasia. Tex Dent J, 2005, 122(9): 986-987, 990-991.
[88] Bloch-Zupan A, Vaysse F. Hypophosphatasia: oral cavity and dental disorders. Arch Pediatr, 2017, 24(5S2): 5S80-5S84.
[89] Boraz R A. Hypophosphatasia: report of a case with unique oral manifestations. J Pedod, 1988, 13(1): 44-52.
[90] Baghdady M T, et al. Dental and dental hygiene students' diagnostic accuracy in oral radiology: effect of diagnostic strategy and instructional method. J Dent Educ, 2014, 78(9): 1279-1285.
[91] Stoelinga P J W. Keratocystic odontogenic tumour (KCOT) has again been renamed odontogenic keratocyst (OKC). Int J Oral Maxillofac Surg, 2019, 48(3): 415-416.
[92] Kim H R, et al. Buccal Bifurcation Cyst: Two Case Reports and a Literature Review. J Clin Pediatr Dent, 2018, 42(3): 221-224.
[93] Noonan V, et al. Buccal bifurcation cyst. J Mass Dent Soc, 2013, 61(4): 37.
[94] Damm D D. Bilateral buccal swellings. Buccal bifurcation cyst. Gen Dent, 2011, 59(5): 396-397.
[95] David L A, Sandor G K, Stoneman D W. The buccal bifurcation cyst: in non-surgical treatment an option? J Can Dent Assoc, 1998, 64(10): 712-6.
[96] Bocklage T J, Ardeman T, Schaffner D. Ameloblastic fibroma: a fine-needle aspiration case report. Diagn Cytopathol, 1997, 17(4): 280-286.
[97] Kumar R M, et al. Ameloblastic fibroma in a young adult. J Oral Maxillofac Pathol, 2019, 23(Suppl 1): 63-65.
[98] Neville B W, Jarrett J H, Herschaft E E. Oral pathology: clinical diagnostic case. S C Dent J, 1983, 41(1): 59-60.
[99] Rao A J P, et al. Ameloblastic fibro-odontoma in a 14 year old girl: A case report. J Cancer Res Ther, 2019, 15(3): 715-718.
[100] Goaz P W, White S C. Oral radiology: principles and interpretation. 2nd ed. St Louis: Mosby, 1987, xii: 777.
[101] Santos L A, et al. Complex Odontoma: A Case Report with Micro-Computed Tomography Findings.

[102] Siriwardena B, et al. Unicystic ameloblastoma: Analysis of 370 cases in a single center in Sri Lanka. J Oral Pathol Med, 2018, 47(7): 706-709.

[103] Cadavid A M H, et al. Ameloblastoma with distinctive granular cell pattern: an 8 case study. Autops Case Rep, 2018, 8(4): e2018052.

[104] Kumar M, Menon A S. Langerhans cell histiocytosis. Indian J Med Res, 2018, 148(3): 351-352.

[105] Yepes J F, et al. Chronic focal Langerhans cell histiocytosis of the left mandibular condyle presenting as limited jaw opening: a case report. Ear Nose Throat J, 2012, 91(10): E26-30.

[106] Sekhar M S, Desai S, Kumar G S. Alveolar rhabdomyosarcoma involving the jaws: a case report. J Oral Maxillofac Surg, 2000, 58(9): 1062-1065.

[107] Yepes J F, et al. Extranodal marginal zone lymphoma: a case report and review of the literature. Gen Dent, 2005, 53(5): 335-338.

[108] Lee A M H. Supernumerary teeth in the bilateral buccal space: a rare case. Br J Oral Maxillofac Surg, 2019, 57(3): 275-276.

[109] Kobus A, et al. Dentin dysplasia type I-case study. Folia Morphol (Warsz), 2019.

[110] Chen D, et al. Dentin dysplasia type I-A dental disease with genetic heterogeneity. Oral Dis, 2019, 25(2): 439-446.

[111] Yepes J F. Dental Manifestations of Pediatric Bone Disorders. Curr Osteoporos Rep, 2017, 15(6): 588-592.

[112] Stoopler E T, Sollecito T P. Oral Cancer. Dent Clin North Am, 2018, 62(1): ix-x.

[113] Silva Cunha J L, et al. Regional Odontodysplasia Affecting the Maxilla. Head Neck Pathol, 2019.

[114] de Sa Cavalcante D, et al. Mandibular Regional Odontodysplasia in an 8-year-old Boy showing Teeth Disorders, Gubernaculum Tracts, and Altered Bone Fractal Pattern. Int J Clin Pediatr Dent, 2018,11(2): 128-134.

[115] Soliman S, et al. Treatment of an Adolescent Patient with Dentinogenesis Imperfecta Using Indirect Composite Restorations-A Case Report and Literature Review. J Adhes Dent, 2018, 20(4): 345-354.

[116] Omami G. Multiple unerupted and supernumerary teeth in a patient with cleidocranial dysplasia. Radiol Case Rep, 2018, 13(1): 118-120.

[117] Palacios-Alvarez I, Gonzalez-Sarmiento R, Fernandez-Lopez E. Gorlin Syndrome. Actas Dermosifiliogr, 2018, 109(3): 207-217.

[118] Scalioni F A R, et al. Periodontal disease in patients with Down syndrome: A systematic review. J Am Dent Assoc, 2018, 149(7): 628-639 e11.

[119] Garcia Rodriguez R, et al. The solitary median maxillary central incisor (SMMCI) syndrome: Associations, prenatal diagnosis, and outcomes. Prenat Diagn, 2019, 39(6): 415-419.